日华子本草辑注

常敏毅　辑注

中国医药科技出版社

图书在版编目（CIP）数据

日华子本草辑注 / 常敏毅辑注 . — 北京 : 中国医药科技出版社，2016.1

ISBN 978-7-5067-7696-7

Ⅰ . ①日… Ⅱ . ①常… Ⅲ . ①本草 – 研究 – 中国 Ⅳ . ① R281.3

中国版本图书馆 CIP 数据核字（2015）第 148725 号

美术编辑 陈君杞

版式设计 郭小平

出版 中国医药科技出版社

地址 北京市海淀区文慧园北路甲 22 号

邮编 100082

电话 发行：010 – 62227427 邮购：010 – 62236938

网址 www.cmstp.com

规格 710×1000mm $\frac{1}{16}$

印张 11 $\frac{1}{2}$

字数 147 千字

版次 2016 年 1 月第 1 版

印次 2023 年 9 月第 2 次印刷

印刷 三河市百盛印装有限公司

经销 全国各地新华书店

书号 ISBN 978-7-5067-7696-7

定价 35.00 元

日华子诸家本草

常敏毅集辑

魏治平题签

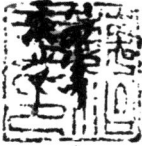

何任教授序

　　夷考医籍，有谓:"《日华子诸家本草》二十卷，佚。掌禹锡曰:《日华子诸家本草》国初开宝中四明人撰。不著姓氏，但云日华子大明，序集诸家本草近世所用药，各以寒温性味，华实虫兽为类，其言近用、功状甚悉，凡二十卷。"李时珍曰:"按千家姓，大姓出东莱，日华子盖姓大，名明也，或云其姓田，未审然否。"谢观等认为:《日华子诸家本草》二十卷，题日华子大明撰，盖唐宋时书也，其言诸药功用颇详。

　　由是可知，日华子是唐代药学家。原姓大，名明，四明人(《古今医统》谓北齐雁门人)。他精研药性，集诸家本草所用药，按寒温性味、花实虫兽分类，编成《大明本草》，又称《日华子诸家本草》。

　　由于原书已散佚，其具体内容散见于《本草纲目》等诸书中。其对药物性味、主治、功用、修制、产地、形态、禁忌、别名、有关掌故等叙述比较精详，而于药物炮制法尤有丰富的内容，这对后世本草学的探究起了一定的推动作用，可惜原书未有流传。

　　常敏毅同志在遗憾日华子原书佚失之余，为了弥补本草史上的空白，抱着让原书内容得以流传的愿望而辑注本书，用心良深;并冠以《日华子诸家本草》作为辑注本之书颜。

　　常同志根据《重修政和经史证类备用本草》中有关日华子条文，参以明代《本草品汇精要》《本草纲目》等辑注成集，其所辑六百余条，共约八百味。

　　本辑注内容，虽然还有若干地方可能因为参考资料方面的原因，尚未能尽善尽美，但足已使一般关心中药的人，特别是对愿意查看《日华子诸家本草》的人们来说，无疑是有很大帮助的。而且可以对《日华子诸家本草》原书的主要内容有一个大体上的了解。再说这一辑注工作本身，不仅仅是帮助人们能了解原本的具体资料，更有意义的还在于对整理中医中药古籍方面是一项极有价值的工作。

　　本辑注集在即将付梓之前，由老友魏治平同志携全稿来邀我为序，乃有幸先睹为快。常敏毅同志，我虽未曾见过面，但从这一辑注集中，发觉常同志对中医中药事业的继承和发掘是非常热心、非常积极的。我敬以欣慰和热烈的心情，来赞贺常敏毅同志在这方面所做的努力和贡献。

何任
1984 年 8 月 20 日

注：何任教授时任浙江中医学院院长；魏治平先生时为《浙江中医杂志》编辑。

敏毅先生大鉴：顷接邮寄《日华子诸家本草》辑佚本一册，拜领之下，无任喜悦！我国古籍因年久历代叠更乱而遗佚有不知凡几！此种辑佚之作对发掘祖国医学遗产，厥功殊伟，拜读一过，其意钩稽文献，权衡情理，煞费苦心，雏不能藉见日华本草之全貌，而规览部分，亦可以窥思该书之一斑矣。阁下素有著述，均不轻出稿，实不胜其钦佩也，耑此申谢，顺颂

秋安！

陈梦赉上
85.10.7.

陈梦赉（1906—1991 年），是当代著名中医学专家，对中医史的研究颇有造诣，著有《中国历代名医传》《中国历代名医诗选》等多部专著出版，在海内外享有盛名。此为他 1985 年给常敏毅先生写的一封信，表达了他对日华子本草辑注的重视和鼓励。

前　言

在浙江省政协大会期间，省图书馆给委员发放一张《网络图书证》。会议之余，我打开手提电脑，按着提示，进入浙江网络图书馆。随意搜索，不经意间，发现了我在 1984 年写的书——《常敏毅辑注日华子诸家本草》。

当时，真是惊喜异常，因为这本由宁波市卫生局印制的"内部发行"版，仅仅印了 500 本。在一次学术研讨会上便全部发光，没有一本剩余。没想到在 28 年之后，竟然在网上看到这本书。但我全文下载之后，仔细翻阅，发现有不少地方存在缺欠，于是开始重新订正和修改，遂成此稿。

众所周知，吴越之地曾经涌现出许多杰出的医学家和药学家，尤其是东海之滨的宁波（明州）一带，更有令人瞩目，长垂杏林的人物，日华子便是其中之一。

日华子，姓大，名明，自号日华。根据《鄞县志》记载，日华子"精于医，深察药性，极辨其微，集诸家本草近世所用药，分其门类，详其性质，别其功用，凡 20 卷"。近年来考证表明，日华子系吴越时代的四明人，大约在吴越钱镠天宝年间(908～923 年)撰写出了一部洋洋大观的《日华子诸家本草》。对药物性味、主治、功用、修制、产地、形态、禁忌，别名、掌故等都有详细而精微的论述。

这部书对后世本草学的发展起到了重要的推动作用，著名的《嘉祐补注神农本草》《经史证类备急本草》《本草品汇精要》及李时珍的《本草纲目》等都引用了《日华子诸家本草》的大量内容，甚至日本的《和名类聚钞》、朝鲜的《东医宝鉴》等名著也援加引用，对中外医药学的交流也起到了积极地促进作用。

然而，非常遗憾的是本书已佚，为了弥补我国本草史上的空白，让明州古代药物学家日华子的本草书能得以流传，给后世以研究、考证、学习和应用的可能。我从 1980 年初根据《重修政和经史证类备用本草》中有关日华子的条文为蓝本，参考明代《本草品汇精要》和《本草纲目》等，工作 4 年有余，辑得药物 600 余味，并断句标点，加以评注。

由于参考资料不足，故这部辑本肯定遗漏和错误很多。尤其是《重修政和经史证类备用本草》中常注："新补，见陈藏器、日华子"，分不清具体条文属谁。故凡见此注者，基本全条收集，待资料完善，再进一步取舍。

李时珍自己在《本草纲目·序例》中说：本书"采集诸家本草药品"，其中源自"大明《日华本草》二十五种（草部七种，菜部二种，果部二种，木部一种，金石部八种，虫部一种，鳞部一种，禽部一种，人部二种）。"《本草纲目》中引用日华子条文，大多不按原文，而经过化裁和综合而录用，但考虑到《本草纲目》影响深广，而且也有化裁或综合至佳处的，故本辑本中也有所沿录。

我在辑本"注释"部分所引本草书，均作简称。如《重修政和经史证类备用本草》（人民出版社，1957 年影印本），简称为《政和》；《本草品汇精要》（人民卫生出版社，1982 年版），简称《精要》；《本草纲目》（人民卫生出版社，1978 年版），简称《纲目》。

我这个辑本的体例按《政和》分为九部，排列顺序亦同。但要说明的是，这种排法不符合《日华子诸家本草》的原本面目。根据宋代掌禹锡的《嘉祐本草·补注所引书传》云：日华本草"各以寒温、性味、华实、虫兽为类"。但由于掌氏所云过简，无法进一步分类，故只好从《政和》的分类法。

本书虽经修订，但由于资料局限，所以尚很粗糙，望同道批评、教正。

常敏毅

初稿于宁波迎凤街六米轩（1984 年 4 月 1 日）

修订于宁波北斗河畔长安巷（2012 年 5 月 1 日）

目 录

II

草 部 / 23

III

木　部 / 69

人 部 / 91

兽 部 / 94

V

果 部 / 127

米谷部 / 136

菜 部 / 143

附 录 / 153

参考文献 / 165

❖ 相 制 使 之 药 ❖

硝石　畏杏仁、竹叶。

五色石脂　畏黄芩、大黄。

金　畏水银。

生银　畏石亭脂，忌羊血。

石硫黄　石脂、曾青为使；畏细辛、蜚蠊、铁。

铁　畏磁石、灰炭。

代赭　畏附子。

天门冬　贝母为使。

车前子　常山为使。

龙胆　小豆为使。

芎䓖　畏黄连。

黄耆　恶白鲜。

漏芦　连翘为使。

香子　得酒良。

大戟　小豆为使，恶薯蓣。

常山　忌菘菜及葱菜。

白头翁　得酒良。

牵牛子　得青木香、干姜良。

商陆　得大蒜良。

天南星　畏附子、干姜、生姜。

麒麟竭　得密陀僧良。

水蛭　畏石灰。

斑蝥　恶豆花。

莲花　忌地黄、蒜。

杨梅　忌生葱。

细辛　忌狸肉。

仙灵脾　紫芝为使。

牡丹　忌蒜。

附子　忌豉汁。

菖蒲　忌饴糖、羊肉。

石衣　垣衣为使。

茯苓　忌醋及酸物。

仙人杖　忌牛肉。

马肉　忌苍耳、生姜。

鲭鱼　肉忌葵、蒜。

鲈鱼　忌乳酪。

葱根　忌蜜。

枣　忌生葱。

赤黍米　忌蜜、葵。

稷米　忌附子。

萝卜子　忌地黄。

薤白　忌牛肉。

❖ 金 石 部 ❖

【丹砂】

凉，微毒。

润心肺，疗疮疥[1]痂、息肉[2]，服并涂用[3]。

> 注释
>
> ①《纲目》无"疥"字。
>
> ②《精要》以"息"断句，"肉"改为"内"，成为了"疗疮疥、痂息，内服涂之"。
>
> ③《纲目》为"涂之"。

【云母】

凡有数种，通透轻薄者为上也。

【玉屑】

润心肺，明目，滋毛发，助声喉。

【玉泉】

治血块。

> 注释
>
> 《政和》云："《仙经》三十六水法中，化玉为玉浆，称为玉泉。服之长年不老，然功劣于自然泉液也。一名玉液，一名琼浆"。

【石钟乳】

补五劳七伤，添精益髓[1]。

通亮者为上。

更有蝉翼乳，功亦同前。

凡将合镇驻药，须是一气研七周时，点末臂上，便入肉，不见为度。虑人歇，即将铃系于槌柄上研，常鸣为验。

> 注释
>
> ①《政和》无"添精益髓"，今据《精要》补入。

【矾石】

白矾，性凉。

除风去劳①，消痰止渴，暖水脏，治中风失音、疥癣②。

和桃仁、葱汤浴，可出汗也。

> 注释
>
> ①《纲目》"劳"作"热"。
>
> ②《纲目》无"疥癣"。

【硝石】

畏杏仁、竹叶。

含之治喉闭。

真者火上伏法，用柳枝汤煎三周时，如汤减少即入热者，伏火即止也。

【朴硝】

主通泄五脏百病及症结；治天行热疾，消肿毒及头痛；排脓，润毛发。

凡入饮药，先安于盏内搅，热药浇服①。

> 注释
>
> ①"热药浇服"的意思是，取温热的药液，浇在朴硝中，使之溶化，然后徐徐服下。

【滑石】

治乳痈，利津液。

【石胆】

味酸、涩，无毒。

治蚰牙、鼻内息肉。

通透清亮，蒲州^①者为上也。

注释
①古之蒲州就是当今山西省的永济县。

【空青】

大者如鸡子，小者如相思子，其青厚如荔枝壳。

内有浆，酸甜。能点多年青盲、内障、翳膜，养精气。

其壳又可摩翳也。

【禹余粮】

治邪气及骨节疼，四肢不仁、痔瘘等疾，久服耐寒暑。

又名太一余粮。

【石中黄子】

功同上^①，去壳^②研用。

即是壳内未干凝者。

注释
《唐本草》云：石中黄子即"禹余粮壳中未成余粮黄浊水也"。
①指功同禹余粮；
②指禹余粮壳。

【白石英】

五色白石英，平。

治心腹邪气，女人心腹痛，镇心疗胃，令气益毛发，悦颜色；治惊悸，安魂定魄，壮阳道，下乳。

其补益，随藏色而治：青者治肝，赤者治心，黄者治皮肤，白者治肺，黑者治肾。

通亮者为上。

【紫石英】

治痈肿毒等，火烧①醋淬，捣为末，生姜、米醋煎，傅之，摩亦得。

> **注释**
> ① "火烧" 据《纲目》加。

【五色石脂】

温，无毒。畏黄芩、大黄。

治泻痢、血崩、带下、吐血、衄血；并涩精、淋沥，安心，镇五脏，除烦，疗惊悸，排脓，治疮疖、痔瘘；养脾气，壮筋骨，补虚损；久服悦色。

文理腻，缀唇者为上也。

【无名异】

无毒。

【菩萨石】

平，无毒。

解药毒、蛊毒，及金石药发动作痈疽渴疾，消扑损瘀血，止热狂惊痫，通月经，解风肿，除淋，并水磨服。蛇虫、蜂蝎、野狼犬、毒箭等所伤，并末傅之良。

【绿矾】

凉，无毒。

治喉痹，蚛牙①、口疮及恶疮、疥癣。酿鲫鱼烧灰和服，疗肠风泻血。

【柳絮矾】

冷，无毒。

消痰，治渴，润心肺。

【雄黄】

微毒。

治疥癣、风邪，癫痫、岚瘴，一切蛇虫犬兽咬伤。久服不饥。

通赤亮者为上。验之可以燋虫死者为真。

臭气少，细嚼，口中含汤不激辣者，通用。

【石硫黄】

石亭脂、曾青为使，畏细辛、飞廉、铁。

壮阳道，治疬癣冷气①，补筋骨劳损，风劳气②；止嗽，上气及下部痔瘘，恶疮、疥癣③；杀腹④脏虫、邪魅等。

煎余甘子汁，以御其毒也。

> 注释
>
> ①《纲目》无"治疝癖泠气"。
> ②《精要》无"气"。
> ③《纲目》无"上气及下部痔瘘，恶疮、疥癣"。
> ④《纲目》无"腹"。

【食盐】

暖水脏及霍乱、心痛、金疮，明目，止风泪邪气，一切虫伤、疮肿；消食，滋五味，长肉，补皮肤，通大小便。小儿疝气并内肾气：以葛袋盛于户，口悬之，父母用手撋抖①尽，即疾②当愈。

> 注释
>
> ①《纲目》无"抖"。
> ②《精要》无"即疾"。

【水银】

无毒①。

治天行热疾，催生，下死胎。治恶疮痈疥②，除风，安神镇心。

镀金烧粉人多患风或大瘕使作，须饮酒，并肥猪肉及服铁浆，可御其毒。

> 注释
>
> ①李时珍云："水银……大明言其无妻，《本经》言其久服神仙，甄权言其还丹元母，《抱朴子》以为长生之药。六朝以下贪生者服食，致成废笃而丧厥躯，不知若干人矣。方士固不足道，本草其可妄言哉？水银但不可服食尔，而其治病之功，不可掩也。"
> ②《政和》无"痈疥"，今据《纲目》补上。

【石膏】

治天行热狂，下乳，头风旋，心烦躁，揩齿益齿。

通亮，理如云母者上。

又名方解石。

【金屑】

平、无毒，畏水银。

镇心，益五脏，添精补髓，调利血脉。

【生银】

冷，微毒。

畏石亭脂、磁石、恶锡[①]。

治小儿冲恶，热毒，烦闷，并水磨服之[②]。

忌生血。

注释

① 《政和》无"恶锡"，据《纲目》补入。

② "之"，据《纲目》加。

【朱砂银】

冷，无毒。

畏石亭脂、磁石、铁。

延年益色，镇心安神，止惊悸，辟邪，治中恶蛊毒，心热煎烦，忧忘虚劣。

忌一切血。

【水银粉】

味辛，冷，无毒。

畏磁石、石黄。

通大肠，转小儿疳并瘰疬，杀疮疥癣虫，及鼻上酒渣，风疮，瘙痒。

又名汞粉、轻粉、峭粉。本出于丹砂故也[①]。

忌一切血。

注释

《政和》云：本条"新补，见陈藏器及日华子"。

① "本出于丹砂故也"，《政和》无，据《纲目》加。

【磁石】

味甘、涩，平。

治眼昏，筋骨虚弱，补五劳七伤，除烦躁，消肿毒；小儿误吞针、铁等，即研①细末，筋肉莫令断，与磁石同下之②。

注释

① 《政和》无"研"，据《纲目》补入。

② 《纲目》为"与末同吞下之"。

【阳起石】

治带下、温疫、冷气，补五劳七伤。

合药时，烧后水淬用。

凝白者为上。

【孔公蘗】

味甘，暖。

治症结。

此即殷蘗床也。

【殷蘗】

治①筋骨弱并痔瘻镂疾及下乳汁。

注释

① 《纲目》"治"作"熏"。

【密陀僧】

味甘，平，无毒。

锁[1]心，补五脏，治惊痫，呕逆，及吐痰等。

> **注释**
>
> [1]"锁"，《精要》为"镇"。

【铁屑】

治惊邪，癫痫，小儿客忤，消食及冷气，并煎汁服之也。

【铁犁鑱尖】

浸水，名为铁精。

可制朱砂、石亭脂、水银毒。

> **注释**
>
> 本条《政和》列为"铁精"项下，《纲目》另立一条，注为出"日华子"。今据《纲目》另立一条。

【秤锤】

铜秤锤，平。

治难产并横逆产，酒淬服[1]。

> **注释**
>
> [1]《纲目》为"烧赤，淬酒服"，并云出："日华"。

【铜钥匙】

治妇人血禁、失音、冲恶，以生姜、醋、小便煎服。弱房人煎汤服，亦得[1]。

> **注释**
>
> [1]《纲目》为"弱房，亦可煎服"，并云出："日华"。

【生铁】

生铁锈锻后，飞淘去粗赤汁，烘干用。

治痫疾，镇心，安五脏，能黑鬓发。治癣及恶疮疥、蜘蛛咬，蒜磨生油傅并得。

【铁落】

治心惊邪，一切毒蛇虫及蚤咬漆疮。肠风、痔瘘、脱肛，时痰热狂，并染须发。治惊邪癫痫，小儿客忤，消食及冷气，并煎汁服之[①]。

> 注释
>
> ①"治惊邪癫痫，小儿客忤，消食及冷气，并煎汁服之"句，为《纲目》文，《政和》无。李时珍评注云："木平则火降，故曰下气疾速，气即火也……以效为度，亦只借铁气尔，故《日华子》云煎汁服之。不留滞于脏腑，借铁落之气以制肝木，使不能克脾土，土不受邪，则水自消矣。铁精、铁粉、铁华粉、针砂、铁浆入药，皆同此意。"

【铁华粉】

铁胤粉，止惊悸、虚痫，镇五脏，去邪气，强志，壮筋骨；治健忘、冷气、心痛、疟癣、癥结、脱肛、痔瘘、宿食等，及傅竹木刺。

其所造之法，与华粉同。憔悬于酱瓿上，就润地及制取霜时研，淘去粗汁咸味，烘干[①]。

> 注释
> ①"憔悬于……烘干"节，《纲目》为"悬予酱瓿上生霜者，名铁胤粉。淘去粗渣咸味，烘干用。"

【铁】

味辛、平。有毒。

畏磁石、灰炭等。

能制石亭脂毒。

【珊瑚】

镇心，止惊，明目。

【石蟹】

凉。

解一切药毒，并蛊毒，催出、落胎，疗血晕，消痈，治天行热疾等，并熟水磨服也。

【浮石】

平，无毒。

止渴，治淋，杀野葛毒。

【马衔】

古旧铤者好，或作医士针也。

【石花】

治腰膝及壮筋骨，助阳。

此即洞中石乳滴下凝结者。

【石荀】

即是石乳下凝滴长者，与石花功同。一名石床。

【伏龙肝】

热，微毒。

治鼻洪、肠风、带下、血崩、泄精、尿血；催生、下胞、小儿夜啼及中风，心烦、恍惚①。

> **注释**
>
> ①"及中风，心烦、恍惚"句，据《精要》补入，《政和》无此文。

【石灰】

味甘，无毒。

生肌长肉，止血并主白癜、疬疡、瘢疵等。疗冷气，妇人粉刺，痔瘘、疽疮、瘿赘、疣子；又治产后阴不能合，浓煎汁熏洗瘥①。解酒味酸，令不坏，治酒毒，暖水脏，倍胜炉灰。

又名锻石。

> **注释**
>
> ①《政和》无"瘥"字。

【砒霜】

暖。

治妇人血气冲心痛，落胎。

> **注释**
>
> 李时珍《本草纲目》中说："李楼《奇方》云：一妇病心痛数年不愈。一医用人言半分，茶末一分，白汤调下，吐痰血一块而愈。得《日华子》治妇人血气心痛之旨乎？"

【砒黄】

暖，亦有毒。畏绿豆、冷水、醋。

治疟疾、肾气，带之辟蚤虱。

入药以醋煮，杀毒乃用。

【北庭砂】

味辛，酸，暖，无毒。畏一切酸。

补水脏，暖子宫，消冷癖，瘀血；宿食不消，气块痃癖及血崩，带下、恶疮、息肉；食肉饱胀，夜多小便，女人血气心疼，丈夫腰胯酸重，四肢不任。

凡修制，用黄丹、石灰作柜，煅赤使用，并无毒。

世人自疑烂肉，如人被刀刃作伤，以北庭署敷定，当时生痂。

亦名狄盐者。

【黄丹】

凉，无毒。

镇心安神，疗反胃，止吐血及嗽，傅金疮长肉，及汤火疮，染须发。

可煎膏。

【鈆】

味甘，无毒。

镇心安神，治伤寒毒气、反胃、呕哕。蛇蝎所咬，炙熨之。

> 注释
>
> 鈆者，铅也。
>
> 《政和》原注：本条"新补，见日华子"。

【东壁土】

温，无毒。

注释

《政和》在本条下写明："陶隐居云：此屋之东壁上土尔，当取东壁之东边，谓常先见日光，刮取用之。亦疗小儿风脐，又可除油污衣，胜锻石、滑石。唐本注云：此土摩干、湿二癣，极有效也"。

【光粉】

凉，无毒。

治痈肿、瘘烂、呕逆；疗癥瘕、小儿疳气。

注释

光粉，即是"粉锡"。《政和》注按："《本经》呼为粉锡，然其实铅粉也"。

【铜屑】

味苦，平，微毒。

明目，治风眼①，接骨焊齿，疗女人血气及心痛。

注释

① "眼"，据《纲目》加。

【铜器】

平。

治霍乱转筋，肾堂及脐下痪痛，并衣被衬后，贮火熨之①。

注释

① "并衣被衬后，贮火熨之"句，《纲目》为："并灸器隔衣熨其脐腹肾堂"。

【古镜】

古鉴，平，微毒。

辟一切邪魅，女人鬼交，飞尸蛊毒，小儿惊痫。百虫入耳鼻中，将镜就敲之[1]，其虫即出。又，催生，及治暴心痛，并烧酒淬，服之。

> 注释
>
> 　　本条在《政和》"锡铜镜鼻"中。古无纯铜作镜者，皆用锡杂之，《名医别录》云："，铜镜鼻，即是今破古铜镜鼻尔"。日华子的"古鉴"，即为锡铜镜（古镜）。
> 　　[1]《政和》为"将就彼敲"，今据《纲目》改。

【铜青】

平，微毒。

治妇人血气心痛，合金疮，止血，明目，去肤赤息肉。

生铜皆有青，青则铜之精华，铜器上绿色是，北庭署者最佳。

治目时淘洗用。

> 注释
>
> 　　本条《政和》原注："新补。见陈藏器、日华子"。

【代赭】

畏附子。

止吐血，鼻衄，肠风，痔瘘，月经不止，小儿惊痫，疳疾，反翻，止泻痢，脱精尿血，遗溺，金疮，长肉，安胎，健脾。又治夜多小便。

【石燕】

凉，无毒。

出南土穴中，凝僵似石者佳。

> 注释
>
> 　　石燕为古生代腕足类石燕子科动物中华弓石燕及近缘动物的化石。《医林纂要》云："功同石蟹，能祛风去瘁"。

17

【戎盐】

平。

助水脏，益精气，除五脏癥结，心腹积聚，痈疮，疥癣等。

即西蕃所出，食者号戎盐，又名羌盐[①]。

> 注释
>
> ①《纲目》为"西番所食者，故号戎盐、羌盐。"

【地浆】

无毒。

> 注释
>
> 《政和》本条云："此掘地作坎，以水沃其中，搅令浊，俄顷取之，以解中诸毒。山中有毒菌，人不识，煮食之，无不死。又枫树菌食之，令人笑不止，唯饮土浆皆瘥，余药不能救矣"。

【腊雪】

味甘，冷，无毒。

解一切毒，治天行时气，温疫；小儿热痫，狂啼，大人丹石发动，酒后暴热，黄疸，仍小温服之。藏腌一切果实良。眷雪有虫，水亦便败，所以不收之。

> 注释
>
> 本条《政和》注"新补，见陈藏器及日华子。"

【半天河】

平，无毒。

主蛊毒。

> 注释
>
> 《政和》云：此乃"竹篱头水及高树穴中盛天雨"也。

【白善】

味甘。

治泻痢，痔瘘，泄精，女子子宫冷，男子水脏冷；鼻洪，吐血。

本名白垩。

入药烧用，不入汤饮①。

> 注释
>
> 白垩是一种微细的碳酸钙的沉积物，又称白土粉，是方解石的变种。
>
> ①"不入汤饮"，根据《纲目》加，《政和》原无。

【玻璃】

冷，无毒。

安心止惊悸，明目，摩翳障。

> 注释
>
> 本条在《政和》"青琅"中。

【自然铜】

凉。

排脓，消瘀血，续筋骨。治产后血邪，安心止惊悸。以酒摩服①。

> 注释
>
> ①"以酒摩服"《政和》无，《纲目》有，"摩"为"磨"，并云：出"大明"。"大明"者，即是《大明本草》（《日华子诸家本草》）的简称。

【金牙石】

味甘，平。

治一切冷风气，暖腰膝，补水脏。惊悸，小儿惊痫。

入药并烧淬，去粗汁乃用。

【铜弩牙】

治小儿吞珠钱而哽方：烧铜弩牙赤，纳水中，冷冻饮料汁，立出。

> 注释
>
> 此条《政和》云："臣禹锡等谨按日华子圣惠方"。
>
> 李时珍《本草纲目》云："黄帝始作弩……其柄曰臂，似人臂也。钩弦者曰牙，似人牙也。药用铜弩牙，以其有锡也"。

【梁上尘】

平，无毒。

> 注释
>
> 指古屋里的倒挂尘，要烧令烟尽，筛取末入药。一般认为有治疗反胃、吐泻等功效。

【淋石】

暖。

主石淋，水磨服之，当得碎石随溺出[1]。

> 注释
>
> ①"主石淋，水磨服之，当得碎石随溺出"，《政和》无，据《纲目》淋石条补入。

【乌古瓦】

冷。

止小便，煎汁服之。

【鈆霜】

冷，无毒。

消痰、止惊悸，解酒毒，疗胃膈烦闷，中风痰实，止渴。

注释

　　即铅霜，主要成分为醋酸铅。《政和》云："新补，见日华子"。

【蓬砂】

味苦、辛，暖①。无毒。

消痰止嗽，破症结，喉痹及焊金银用。

或名硼砂。

注释

　　蓬砂即硼砂，《政和》云："新补，见日华子"。
　　①李时珍认为本品"味甘，微咸而气凉"，并云：《日华》言其苦辛暖，误矣。"

【古文钱】

平。

治翳障，明目，疗风赤眼，盐卤浸用。妇人横逆产，心腹痛，月隔，①五淋，烧以醋淬用②。

注释

　　①《纲目》"隔"为"膈"；
　　②本条《政和》注"新补，见日华子"。

【蛇黄】

冷，无毒。

镇心。

如入药，烧赤，三、四次醋淬，飞研用之①。

注释

李时珍云："蛇黄生于蛇腹中，如牛黄之意。世人因其难得，遂以蛇含石代替"。

①此句《纲目》为："入药烧赤，以醋淬三四次，研末水飞用"。

❖ 草 部 ❖

【黄精】

补五劳七伤，助筋骨，止饥耐寒暑，益脾胃，润心肺。

单服九蒸九曝，食之驻颜，断谷①。

入药生用。

> **注释**
>
> ① "断谷"两字，《政和》无，据《纲目》补入。

【菖蒲】

除风下气；丈夫水脏，女人血海冷败，多忘，长智，除烦闷，止心腹痛；霍乱转筋；治客风疮疥，涩小便；杀腹脏虫及蚤虱。耳痛作末炒，承热裹罨，其验。

忌饴糖、羊肉。

勿犯铁器，令人吐逆①。

石菖蒲出宣州②，二月、八月采取。

> **注释**
>
> ① "勿犯铁器，令人吐逆"句，据《纲目》补入。
>
> ② 宣州，古代州郡名称，地域在安徽省。

【菊花】

治四肢游风，利血脉，心烦，胸膈壅闷并痛毒、头痛；作枕明目。

菊有两种，花大气香，茎紫者为甘菊，花小气烈，茎青小者名野菊，味苦。然虽如此，园蔬内种肥沃后同一体。

【菊叶】

叶亦明目，生熟并可食。

【菊花上水】

益色，壮阳，治一切风，并无所忌。

> **注释**
> 上两条，《政和》俱列为"菊花"项下，现分列出。

【人参】

杀金石药毒，调中治气，消食开胃，食之无忌。

【天门冬】

贝母为使。

镇心，润五脏，益皮肤，悦颜色；补五劳七伤；治肺气并嗽，消痰、风痹、热毒、游风、烦闷、吐血。

去心用。

【甘草】

安魂定魄，补五劳七伤，一切虚损，惊悸、烦闷、健忘，通九窍，利百脉，益精养气，壮筋骨，解冷热。

入药炙用。

【干地黄】

助心胆气，安魂定魄，治惊悸、劳劣心肺损、吐血、鼻衄、妇人崩中血运；助筋骨、长志。

日干者平，火干者温，功用同前。

【生地黄】

生者水浸验，浮者名天黄，半浮半沉者名人黄，沉者名地黄。沉者力佳，半沉者次，浮者劣。

煎忌铁器。

【白术】

　　止反胃，利小便，主五劳七伤，补腰膝，长肌肉，治冷气，痃癖气块，妇人冷癥瘕[1]，消痰，止翻胃及筋骨软弱，除烦长肌[2]，呕逆[3]。

注释

　　此条《政和》俱列"术"中，今据《精要》分出。

　　[1]"止反胃……冷癥瘕"均出《纲目》。

　　[2]"消痰……长肌"句，据《精要》。

　　[3]据《政和》补入。

【苍术】

　　治筋骨软弱，痃癖气块，妇人冷气癥瘕，山岚瘴气、温疾[1]，一切风疾[2]。
用术以米泔浸一宿，入药常用。

　　又名吃力伽。

　　苍者去皮。

注释

　　"苍术"，《政和》列"术"中，今据《精要》分出。《政和》原文为："术，治一切风疾，五劳七伤，冷气腹胀，补腰膝，消痰，治水气，利小便，止反胃呕逆及筋骨弱软，癖气块，妇人冷，癥瘕，温疾，山岚瘴气，除烦，长肌。用米泔浸一宿，入药如常用，又名吃力伽。苍者去皮。"

　　[1]"治筋骨软弱，痃癖气块，妇人冷气癥瘕，山岚瘴气、温疾"条文据《纲目》。

　　[2]"一切风疾"，据《政和》补入。

草部

【菟丝子】

补五劳七伤，治鬼交泄精，尿血，润心肺。

苗茎似黄麻线①，无根，株多附田中，草被缠死；或生一丛如席阔，开花结子不分明，子如碎黍米粒，八月、九月以前采之②。

> 注释
>
> ①《纲目》"麻线"作"丝"。
> ②《政和》无"之"，据《纲目》补入。

【牛膝】

治腰膝软怯，冷弱，破症结，排脓止痛，产后心腹痛并血运，落死胎，壮阳道。

怀州①者长白，近道苏州者色紫。

> 注释
>
> ①唐代怀州位于现在的河南境内。

【茺蔚子】

治产后血胀。苗叶同功，乃益母草子也。

节节生花如鸡冠，子黑色，九月采。

【萎蕤】

除烦闷，止渴，润心肺，补五劳七伤，虚损，腰脚疼痛，天行热狂。服食无忌。

> 注释
>
> 《政和》本条为"女萎"，今据《纲目》改为"萎蕤"。

【茈胡】

味甘。

补五劳七伤^①，除烦，止惊，益气力，消痰止嗽，润心肺，填精补髓，天行温疾，热狂乏绝，胸胁胀满，健忘。

【麦门冬】

治五劳七伤，安魂定魄，止渴;肥人，时疾热狂，头痛止嗽。治肺痿吐脓^①。

【羌活】

治一切风并气，筋骨拳挛，四肢羸劣，头旋明^①，目赤疼及伏梁水气，五劳七伤，虚损，冷气，骨节疼疼，通利五脏。

【独活】

独活即羌活母类也。

【升麻】

安魂定魄，并鬼附啼泣、游风、肿毒、口气、疳䘌^①。

又名落新妇。

注释

① "蚀"同"匿"，意为虫食病。

【车前子】

常山为使。

通小便，淋涩，壮阳，治脱精、心烦、下气。

【木香】

治心腹一切气；止泻①、霍乱、痢疾、安胎；健脾，消食，疗羸劣，膀胱冷痛、呕逆反翻。

注释：

①《纲目》为"泄泻"。

【薯蓣】

助五脏，强筋骨，长志安神；主泄精、健忘。

干者功用同前。

【泽泻】

治五劳七伤，主头旋，耳虚鸣，筋骨挛缩；通小肠，止遗沥尿血；催生①、难产；补女入血海，令人有子。

叶，壮水脏，下乳，通血脉。

注释

①关于泽泻之"催生"作用，《本草纲目》在此条"发明"项中，有一段精彩的论述："时珍曰：《别录》言泽泻叶及实，强阴气，久服令人无子。而《日华子》言泽泻催生，补女人血海，令人有子，似有不同。既云强阴，何以令人无子？既能催生，何以令人有子？盖泽泻

同补药，能逐下焦湿热邪垢，邪气既去，阴强海净，谓之有子可也；若久服则肾气大泄，血海反寒，谓之无子可也。所以读书不可执一。"

【远志】

主膈气，惊魇，长肌肉，助筋骨；妇人血噤失音，小儿客杵。

服无忌。

【龙胆】

小豆为使。

治客忤，疳气，热病狂语及疮疥，明目、止烦，益智，治健忘。

【细辛】

治嗽，消死肌疮肉，胸中结聚。

忌狸肉。

【石斛】

治虚损劣弱，壮筋骨，暖水脏，轻身益智[1]，平[2]胃气，逐湿邪。

注释

[1]《纲目》为："益智清气"。

[2]"平"，《纲目》为"清"。

【巴戟天】

味苦。

安五脏，定心气，除一切风，治邪气，疗水肿[1]。

又名不凋草。

色紫，如小念珠，有小孔，子坚硬难捣。

注释

[1]"肿"《纲目》为"胀"。

【庵闾子】

治腰脚重痛，膀胱疼，明目及骨节烦痛，不下食。

【卷柏】

镇心，治①邪啼泣；除面皯，头风，暖水脏。

生用破血，炙用止血。

> **注释**
>
> ① "治"《精要》为"中"。

【吴蓝】

味苦，甘，冷，无毒。

治天行热狂，丁疮游风，热毒肿毒，风疹，除烦止渴，杀疳，解毒药毒箭，金疮血闷，虫蛇伤，毒刺，鼻洪吐血，排脓，寒热头痛，赤眼，产后血运。解金石药毒，解狼毒、射罔毒。小儿壮热，热疳。

> **注释**
>
> 本条《政和》列为"蓝实"条中，今据《纲目》分出。

【芎䓖】

畏黄连。

治一切风，一切气，一切劳损，一切血；补五劳，壮筋骨，调众脉，破症结，宿血，养新血，长肉；鼻洪、吐血及溺血、痔瘘，脑痈、发背、瘰疬、瘿赘、疮疥及排脓，消瘀血。

【黄连】

治五劳七伤，益气，止心腹痛，惊悸烦躁，润心肺，长肉，止血并疮疥，盗汗，天行热疾。猪肚蒸如丸，治小儿疳气，杀虫①。

注释

①《政和》无"杀虫"，据《纲目》补入。

【木莲藤】

汁，傅白癜、疬疡及风恶疥癣。

又云常春藤，一名龙鳞薜荔。

注释

木莲藤条，《政和》均列为"络石"项内，据《纲目》分出。

【蒺藜子】

治奔豚①肾气，肺气，胸膈满，催生并堕胎，益精，疗肿毒及水脏冷，小便多，止遗沥，泄精，溺血肿痛②。

入药不计丸散，并炒去刺用。

注释

①"奔豚"，《政和》为"贲肫"，据《纲目》改之。
②《政和》无"肿痛"，据《纲目》补入。

【黄耆】

恶白鲜皮。

助气，壮筋骨，长肉，补血，破癥癖、瘰疬、瘿赘，肠风，血崩，带下，赤白痢，产前后一切病，月候不匀，消渴，痰嗽，并治头风、热毒赤目等。

药中补益，呼为羊肉。

【白水耆】

凉，无毒。

排脓，治血及烦闷，热毒，骨蒸劳。

功次黄耆。

【赤水耆】

凉，无毒。

治血退热毒。余功用并同上。

【木耆】

凉，无毒。

治烦，排脓。

力微于黄耆，遇阙即倍用之。

> 注释
>
> 水耆、赤水耆、木耆三者，《政和》和《纲目》均列为黄耆项内。

【肉苁蓉】

治男子绝阳不兴，女子[1]绝阴不产，润五脏，长肌肉，暖腰膝；男子泄精、尿血、遗沥，女子[2]带下阴痛。

据本草云：即是野马精余沥结成。探访人方知生[3]梓落树下，并土堑上。此即非马交之处，陶说误耳。

又有花苁蓉[5]，即暮[4]春抽苗者，力较微尔。

> 注释
>
> ①"子"原无，据《纲目》补入。
> ②"女子"原无，据《纲目》补入。
> ③原无"生"，据《纲目》补入。
> ④原无"暮"，据《纲目》补入。
> ⑤《本草纲目》"列当"释名云："花苁蓉（《日华》）"。

【防风】

治三十六般风，男子一切劳劣，补中益神，风赤眼，止泪及瘫痪，通利五脏关脉，五劳七伤，羸损盗汗，心烦体重，能安神定思①，匀气脉。

【蒲黄】

治扑伤①、血闷，排脓及疮疖，妇人带下，月候不匀，血气心腹痛，妊娠人下血，坠胎，血晕②，血症，儿枕急痛，小便不通，肠风泻血，游风肿毒，鼻衄吐血③，下乳，止泄精、血痢。

此即是蒲上黄花，入药要破血消肿即生使；要补血、止血即炒用。

蒲黄筛下后有赤渣，名为蒲蕚④，炒用，甚涩肠止泻血及血痢。

【续断】

助气，调血脉，补五劳七伤，破症结、瘀血，消肿毒，肠风，痔瘘，乳痈，瘰疬，扑损；妇人产前后一切病，面黄虚肿，缩小便，止泄精，尿血，胎漏，子宫冷。

又名大蓟、山牛蒡。

【漏芦】

连翘为使。

治小儿壮热，通小肠，泄精，尿血，风^①赤眼。乳痈，发背，瘰疬，肠风；排脓，补血。治扑损，续筋骨。付金疮，止血长肉，通经脉。

花、苗并同用，呼为鬼油麻。

形并气味，似干牛蒡，头上有白花子。

> 注释
>
> ①原无"风"，据《纲目》补入。

【白蔷薇】

根，味苦，涩，冷，无毒。

治热毒风，痈疽恶疮，牙齿痛，涪邪气，通血经^①，止赤白痢，肠风泻血，恶疮疥癣，小儿疳虫，肚痛。

野白者用良。

> 注释
>
> 白蔷薇条，《政和》列为"营实"项中。
>
> ①"血经"，《纲目》为"结血"。

【决明子】

马蹄决明，助肝气，益精。水调末涂，消肿毒，燨太阳穴治头痛。又贴脑心，止鼻洪。作枕，胜黑豆，治头风，明目也^①。

> 注释
>
> ①"作枕，胜黑豆，治头风，明目也"，《纲目》为："作枕，治头风明目，胜于黑豆。"

【丹参】

养神定志，通利关脉，治冷热劳，骨节疼痛，四肢不遂，排脓止痛，生肌长肉，破宿血，补新生血，安生胎，落死胎，止血崩，带下，调妇人经脉不匀，血邪心烦，恶疮疥癣，瘿赘肿毒丹毒，头痛赤眼，热温狂闷。

又名山参。

【茜根】

味酸[①]。

止鼻洪，带下，产后血运，乳结，月经不止，肠风痔瘘，排脓治疮疖，泄精[②]，尿血，扑损瘀血；酒煎服，杀蛊毒。

入药锉，炒用。

注释

①《政和》原文为"味酸"，据《纲目》改为"酸"。"酸"古同"酢"，即醋。

②李时珍认为："《名医别录》言其久服益精气轻身，《日华子》言其泄精，殊不相合，恐未可凭。"

【五味子】

明目，治风，下气，消食，霍乱转筋，痃癖，贲豚冷气，消水肿，反胃，心腹气胀，止渴除烦热，解酒毒，壮筋骨。暖水藏，除烦热[①]。

注释

①李时珍认为："《日华子》谓其暖水脏、除烦热，后学至此多惑。今既用治肺虚寒，则更不取其除热之说。"

【蛇床子】

治暴冷，暖丈夫阳气，助女人阴气；扑损瘀血，腰胯疼痛，阴汗湿癣，四肢顽痹，赤白带下，缩小便。小儿惊痫。煎汤浴大风身痒[①]。

凡合药服食，即挼去皮壳，取仁微炒杀毒，即不辣[②]。

作汤洗病则生使。

> 注释
>
> ① "小儿惊痫。煎汤浴大风身痒"句原无，据《纲目》补入。
>
> ② "不辣"，原为"辣"，据《纲目》改之。

【地肤子】

治客热丹肿。

又名落帚子，色青，似一眠起蚕沙矣①。

> 注释
>
> ①《纲目》文为"地肤即落帚子也。子色青，似一眠起蚕砂之状。"

【千岁蘽】

味甘酸。

止渴，悦色。

年多、大者佳。

茎叶同用。又名蘡薁藤。

> 注释
>
> 《纲目》列本条在果部"蘡薁"下。

【景天】

冷。

叶①治心烦，热狂，赤眼，头痛，寒热游风，丹肿，女人带下。

> 注释
>
> ①原无"叶"，据《精要》补入。

【石茵陈】

味苦，凉，无毒。

治天行时疾，热狂，头痛，头旋，风眼疼，瘴疟，女人癥瘕并闪损乏绝。

又名茵陈蒿、山茵陈。本出和州及南山岭上皆有。[①]

> 注释
>
> ① "又名茵陈蒿"句，《纲目》为"茵陈出和州及南山岭上，一名石茵陈。"和州地处皖东，即今安徽省巢湖市。

【沙参】

补虚，止惊烦，益心肺，并一切恶疮、疥癣，及身痒，排脓，消肿毒。

【王不留行】

治发背，游风风疹，妇人血经不匀及难产。

根、苗、花、子并通用。

又名禁宫花、剪金花。

【干姜】

消痰，下气，治转筋、吐泻、腹脏冷、反胃、干呕、瘀血，扑损；止鼻洪，解冷热毒，开胃，消宿食。

> 注释
>
> 《政和》把干姜列为"生姜"项中。

【菓耳】

治一切风气，填髓，暖腰脚，治瘰疬、疥癣及瘙痒。

入药炒用。

> 注释
>
> 《精要》题注"菓耳，苍耳也"。

【葛根】

冷。

治胸膈热，心烦闷，热狂，止血痢，通小肠，排脓破血，傅蛇虫啮，署毒箭伤①。

干者力同。

> 注释
> ①《政和》为"解署妾箭"，据《纲目》改。

【栝楼子】

味苦，冷，无毒。

补虚劳，口干，润心肺，疗手面皱；吐血，肠风泻血，赤白痢，并炒用。

【栝楼根】

通小肠，排脓，消肿毒，生肌长肉，消扑损瘀血，治热狂时疾，乳痈，发背，痔瘘，疮疖。

> 注释
> 上两条《政和》均列为"栝楼根"项。

【苦参】

杀疳虫。

炒带烟出如末，合①饮下，治肠风泻血并热痢。

> 注释
> ①《政和》原无"合"，据《精要》补。

【当归】

治一切风，一切血，补一切劳；破恶血，养新血及主癥癖。

【麻黄】

通九窍，调血脉，开毛孔皮肤，逐风，破癥癖，积聚，逐五脏邪气，退热，御山岚瘴气。

【木通】

安心除烦，止渴退热，治健忘，明耳目，治鼻塞；通小肠，下水①，破积聚血块，排脓治疮疖，止痛，催生，下胞，女人血闭，月候不匀，天行时疾，头疼目眩，羸劣乳结及下乳。

子名复子，七八月采。

注释

"木通"条《政和》《纲目》均列于"通草"项下。

①李时珍说："《本经》及《别录》皆不言及利小便治淋之功，甄权、日华子辈始发扬之。"

【芍药】

治风补劳，主女人一切病并产前后诸疾，通月水，退热除烦，益气，天行热疾，瘟瘴，惊狂，妇人血运及肠风泻血，痔瘘，发背疮疥，头痛，明目，目赤胬肉。

赤色者多补气，白者治血①。

此便是芍药花根，海盐、杭越俱好。

注释

①《纲目》为"白者补血"。并评注云："《日华子》言："赤补气，白治血。欠审矣，产后肝血已虚，不可更泻，故禁之。酸寒之药多矣，何独避芍药耶？"

【马蔺子】

治妇人血气烦闷，产后血运，并经脉不止，崩中带下，消一切疮疖肿毒，止鼻洪、吐血，通小肠，消酒毒，治黄病；傅蛇虫咬，杀蕈毒。

亦可蔬菜食，茎叶同用。

> 注释
>
> 本条《政和》列为"蠡实"项中，并援引宋代本草学家寇宗的说法："蠡实，陶隐居言方药不用，俗无识者。本草诸家所注不相应。若果是马蔺，则《日华子本草》不当更言可为菜蔬。盖马蔺叶出土已硬，又无味，马牛皆不食，岂堪人食？今不敢以蠡实为马蔺，更俟博识。"

【瞿麦】

催生。

叶，治痔瘘并泻血，作汤粥食并得。治小儿蛔虫，痔疾，煎汤服。丹石药发并眼目肿痛及肿毒，捣付。治浸淫疮，并妇人阴疮。

子，治月经不通，破血块，排脓；

又名杜母草①、燕麦②、蕎麦，又云石竹、巨句麦竹③。

> 注释
>
> ①《纲目》为"杜姥草"。
>
> ②李时珍认为："《日华本草》云：一名燕麦，一名杜姥草者，误矣。燕麦即雀麦，雀瞿二字相近，传写之讹尔"，"此野麦也。燕雀所食，故名。《日华本草》谓此为瞿麦者，非矣。"
>
> ③"巨句麦竹"根据《纲目》加。

【玄参】

治头风，热毒，游风；补虚劳损，心惊烦躁，劣乏，骨蒸，传尸邪气，止健忘，消肿毒。

【秦艽】

味苦，冷。

主传尸，骨蒸，治①疳及时气。

又名秦爪，罗纹者佳。

【白百合】

安心定胆，益志，养五脏，治癫邪啼泣，狂叫，惊悸，杀蛊毒气，㽀乳痈，发背及诸疮肿并治产后血狂运。

【红百合】

凉，无毒。

治疮肿及疗惊邪。

此是红花者，名连珠。

【知母】

味苦、甘。

治热劳，传尸疰病，通小肠，消痰止嗽，润心肺，补虚乏，安心，止惊悸。

【贝母】

消痰，润心肺，末和沙糖为丸，含止嗽。烧灰油调①，傅人畜恶疮，敛疮口②。

【白芷】

治目赤努肉及补胎漏滑落，破宿血，补新血，乳痈，发背，瘰疬、肠风、痔瘘，排脓，疮痍疥癣，止痛生肌，去面皯疵瘢。

【仙灵脾】

紫芝为使，得酒良。

治一切冷风劳气，补腰膝，强心力，丈夫绝阳不起，女人绝阴无子，筋骨拘急，四肢不任①，老人昏耄，中年健忘。

又名黄连祖、千两金、千鸡筋、放杖草、弃杖草。

> 注释
> ①"四肢不任"《纲目》为"四肢不仁"。

【黄芩】

下气，主天行热疾，疗疮，排脓，治乳痈，发背。

【茅针】

凉。

通小肠，痈毒，软疖不作头，浓煎合酒服。

花，罨①刀箭疮，止血并痛。

根，主妇人月经不匀。

又云茅根，通血脉，淋沥，是白花茅根也。

> 注释
> ①"罨"，覆盖的意思，即外敷。

【四角茅】

平，无毒。

主鼻洪。

【紫菀】

　　调中及肺痿吐血，消瘦止渴，润肌肤，添骨髓。

　　形似重台，根作节，紫色，润软者佳。

【前胡】

　　治一切劳，下一切气，止嗽，破癥结，开胃下食，通五脏，主霍乱转筋，骨节烦闷，反胃呕逆，气喘安胎，小儿一切疳气。

　　越，衢、婺、睦等处皆好。七、八月采，外黑里白。

【败酱】

　　味酸。

　　治赤眼、障膜、胬肉、聤耳，血气心腹痛，破癥结，产前后诸疾，催生，落胞，血运，排脓，补瘘，鼻洪，吐血、赤白带下、疮痍疥癣、丹毒。

　　又名酸益，七、八、十月采。

【白鲜】

　　通关节，利九窍及血脉并一切风痹，筋骨弱乏；通小肠水气，天行时痰，头痛眼疼。

　　根皮良。花功用同上，亦可作菜食。

　　又名金雀儿椒。

【藁本】

　　治痫①疾并皮肤疵奸、酒渣、粉刺。

43

【石韦】

治淋沥、遗溺。

入药，须微炙①。

> **注释**
>
> ①《纲目》云："大明曰：入药去梗，须微炙用。一法：以羊脂炒干用。"

【萆薢】

治瘫缓软，风头旋，痫痰，补水脏、坚筋骨，益精明目，中风失音。

时人呼为白菝葜。

【菝葜】

治时疾温瘴。

叶，治风肿，止痛，扑损、恶疮，以盐涂傅佳。

又名金刚根、王瓜草。

【大青】

治热毒风，心烦闷，渴疾口干，小儿身热，疾风疹，天行热疾及金石药毒①兼涂署肿毒。

> **注释**
>
> ①《政和》无"妻"据《纲目》补入。

【艾叶】

止霍乱转筋，治心痛，鼻洪并带下及患痢人后分寒热①急痛，和蜡，并诃子烧熏，神验。

> **注释**
>
> ①《纲目》为"痢后寒热"。

【艾实】

暖，无毒。

壮阳，助水脏腰膝及暖子宫。

【水萍】

治热毒、风热、痰热狂，煸肿毒，烫火疮，风疹。

【王瓜】

王瓜子，润心肺，治黄病生用，肺痿吐血，肠风泻血，赤白痢，炒用。

根，通血脉，天行热疾，酒黄病，壮热，心烦闷，吐痰，痰疟，排脓，热劳；治扑损，消瘀血，破癥癖，落胎。

【地榆】

排脓，止吐血，鼻洪，月经不止，血崩，产前产后诸血疾，赤白痢并水泻。浓煎止肠风。

但是平原川泽皆有，独茎，花紫，七、八月采。

【小蓟】

根，凉，无毒。

治热毒风，并胸膈烦闷，开胃下食，退热，补虚损。

苗，去烦热，生研汁服。

小蓟力微，只可退热，不似大蓟能补养下气。

【大蓟】

叶，凉。

治肠痈，腹脏瘀血，血运，扑损，可生研酒并小便任服。恶疮疥癣，盐研罨傅。

又名刺蓟、山牛蒡。

【石帆】

平，无毒。

紫色，梗大者如筋，见风渐硬，色如漆，人以饰作珊瑚装①。

> 注释
>
> 本条《政和》原列为"海藻"中。
> ①《政和》原文为"多人饰作珊瑚装"，据《纲目》条文改。

【泽兰】

通九窍，利关脉，养血气，破宿血，消癥癖；产前产后百病，通小肠，长肉生肌，消扑损瘀血；治鼻洪吐血，头风目痛，妇人劳瘦，丈夫面黄。

四月、五月采作缠把子。

【天麻】

味甘，暖。

助阳气，补五劳七伤，鬼疰蛊毒，通血脉，开窍。

服无忌。

【阿魏】

热。

治传尸，破癥癖，冷气，辟温治疟，兼主霍乱，心腹痛，肾气，温瘴，御一切蕈菜毒。

【高良姜】

治转筋，泻痢，反胃呕食，解酒毒，消宿食。

【百部】

味苦，无毒。

治痔蚘及传尸骨蒸劳，杀蚘虫、寸白、蛲虫并治一切树木蛀虫，烬之亦可杀蝇蠓。

又名婆妇草、一根三十来茎。

【蘹香子】

得酒良。

治干湿脚气并肾劳，疝气，开胃下食，治膀胱痛，阴疼。

入药炒。

【款冬花】

润心肺，益五脏，除烦，补劳劣，消痰止嗽，肺痿吐血，心虚惊悸，洗肝明目及中风等疾。

十一月、十二月雪中出花。

【牡丹】

除邪气，悦色，通开腠血脉，排脓，通血经，消扑损瘀血，续筋骨，除风痹，落胎，下胞，产后一切女人冷热血气。

此便是牡丹花根。巴蜀渝、合州者上，海盐者次。

服忌蒜。

【京三棱】

味甘、涩，凉。

治妇人血脉不调，心腹痛，落胎，消恶血；补劳，通月经，治气胀；消扑损瘀血、产后腹痛、血运并宿血不下。

【姜黄】

热，无毒。

治癥瘕、血块、痈肿，通月经，治扑损瘀血，消肿毒，止暴风痛冷气，下食。

海南生者，即名蓬莪术，江南生者，即为姜黄。

47

【荜拨】

　　治霍乱冷气，心痛血气。

【延胡索】

　　除风治气，暖腰膝，破癥癖，扑损瘀血，落胎及暴腰痛。

【肉豆蔻】

　　调中下气，止泻痢，开胃消食。

　　皮外络，下气①，解酒毒，治霍乱。

　　味珍，力更殊。

> 注释
>
> 　　①"皮外络，下气"句，《纲目》为："消皮外络下气"。并在评注中云："《日华子》称其下气，以脾得补而善运化，气自下也。"。

【补骨脂】

　　兴阳事，治冷劳，明耳目。

　　徐表南州记云：南蕃者色赤，广南者色绿。

　　入药微炒用。又名胡韭子。

> 注释
>
> 　　《政和》原无"徐表南州记云"句，今据《纲目》补入。

【零陵香】

　　治血气腹胀，酒煎服茎、叶。

【缩沙蜜】

　　治一切气，霍乱转筋，心腹痛。

　　能起酒香味。

【蓬莪术】

得酒、醋良。

治一切气，开胃消食，通月经，消瘀血，止扑损痛，下血及内损恶血等。

此即是南中姜黄根也。

【积雪草】

味苦，辛。

以盐捋肿毒，并风疹、疥癣。

【白前】

治贲豚肾气，肺气烦闷及上气。

【荠】

杀蛊毒，治蛇虫咬，热狂温疾，毒箭。

【白药】

冷。

消痰止嗽，治渴并吐血、喉闭，消肿毒。

【蒻草】

凉，无毒。

治恶疮，疥癣，风瘙。

根名白药。

注释

本条《政和》原列为"白药"项中。

49

【荜澄茄】

治一切气并霍乱泻，肚腹痛，肾气膀胱冷。

【甘松香】

治心腹胀，下气。

作浴汤，令人身香。

【垣衣】

冷。

【地衣】

冷，微毒。

治卒心痛，中恶。以人垢赋为丸，服七粒。并生油调傅马反花疮良。

此是阴湿地被，日晒起苔藓是也。

> 注释
>
> "地衣"条原在"垣衣"项内，据《纲目》别出。

【船底苔】

冷，无毒。

治鼻洪、吐血，淋疾，以炙甘草并豉汁液煎汤旋呷；又主五淋，取一团鸭子大煮服之。

【水中细苔】

主天行病心闷，捣汁服。

> 注释
>
> 本条及上条《政和》原注"新补见孟诜、陈藏器、日华子"。原两条合列，今分列出。《纲目》此条列在"陟厘"的附方之中。李时珍认为："盖苔衣之类有五：在水曰陟厘，在石曰石濡，在瓦曰屋游，在墙曰垣衣，在地曰地衣。"

【猪莼】

治热疸，厚肠胃，安下焦，逐水，解百药毒并蛊气①。

丝莼已见莼条解之。

注释

猪莼即莼菜之老者，因为可做猪的饲料，故名。

①原为"解蛊妻、妻药"，余文无。据《纲目》补入。

【鳢肠】

排脓止血，通小肠，长须发。

傅一切疮并蚕瘑。

注释

鳢肠，即旱莲草。

【井中苔】

无毒。

【萍蓝】

无毒。

注释

萍蓝原为"萍"，据《纲目》改。本条在《政和》中和"井中苔"并于一起，今别出。

【白茅香花】

塞鼻洪，傅久不合灸疮；罯刀箭疮，止血并痛。煎汤止吐血，鼻衄。

【莳萝】

健脾，开胃气，温肠，杀鱼、肉毒，补水脏，及壮筋骨，治肾气。

【马兰】

味辛、平，无毒。

主破宿血，养新血，合金疮，断血痢，蛊毒，解酒疸，止鼻衄，吐血及诸菌毒。生捣傅蛇咬。

生泽旁，如泽兰气臭。楚辞以恶草喻恶人。北人见其花，呼为紫菊，以其花似菊而紫也。

【山兰】

生山侧，似刘寄奴无叶无丫，不对生，花心微黄赤。亦大破血，下俚人多用之。

> 注释
>
> 本条与"马兰"条，《政和》原文均注"新补，见陈藏器及日华子。"

【干苔】

味咸，寒。一云温。

主痔，杀虫及霍乱、呕吐不止，煮汁服之，又心腹烦闷者，冷水研如泥饮之即止；又发诸疮疥，下一切丹石，杀诸药毒，不可多食，令人萎黄，少血色。

杀木蠹虫，内木孔中。

但是海族之流，皆下丹石。

> 注释
>
> 本条《政和》原注"新补，见孟诜、陈藏器、日华子"。又本条在《纲目》中认为属《大明日华子本草》的文字为："温。下一切丹石，杀诸药妻。纳木孔中，杀蠹。"

【地笋】

温，无毒。

利九窍，通血脉，排脓治血，止鼻洪，吐血，产后心腹痛，一切血痛，肥白人。

产妇可作蔬菜食，甚佳。

即泽兰根也。

【土附子】

味癥[①]、辛，热，有毒。

生去皮，捣，滤汁澄清，旋添，晒干取膏，名为射罔，猎人将作毒箭使用。或中者以甘草、蓝青[②]、小豆叶、浮萍、冷水、荠苨皆可御也[③]。

【天雄】

治一切风，一切气；助肠道，暖水脏，补腰膝，益精，明目，通九窍，利皮肤，调血脉，四肢不遂，破痃癖症结，排脓止痛，续筋骨，消瘀血，补冷气虚损，霍乱转筋，背脊偻伛，消风痰，下胸膈水，发汗，止阴汗。炮含治喉痹。

凡丸散炮去皮脐用。

饮药即和皮生使，甚佳，可以便验。

又云，天雄大而长，少角刺而虚。乌喙似天雄，而附子大，短有角，平稳而实。

53

乌头次于附子；侧子小于乌头；连聚生者名为虎掌，并是天雄一裔子母之类。力气乃有殊等，即宿根与嫩者耳已。

上并忌豉汁。

【半夏】

味癈、辛。

治吐食反胃，霍乱转筋，肠腹冷，痰疟。

【大黄】

通利①一切气，调血脉，利关节，泄壅滞、水气，四肢冷热不调，温瘴热疾，利大小便，并付一切疮疖痈毒。

廓州②马蹄峡中者次。

> 注释
>
> ① "利"，《纲目》为"宣"。
> ② 唐之廓州即今青海化隆西。

【葶苈】

利小肠，通水气虚肿。

【桔梗】

下一切气，止霍乱转筋，心腹胀痛，补五劳，养气除邪，僻温，补虚，消痰，破癥癖，养血排脓，补内漏及喉痹癰毒，以白粥解。

【莨菪】

温，有毒。

服之热发，以绿豆汁①、甘草、升麻、犀角并能解之。烧熏虫牙及洗阴汗。

> 注释
>
> ① "服之热发，以绿豆汁"原无，据《纲目》补。

【青蒿】

补中益气轻身，补劳驻颜色，长毛发，令黑不老①，兼去蒜发。杀风毒②，心痛、热黄，生捣汁服并付之。泻痢，饭饮调下五钱匕。烧灰和石灰煎，治恶毒疮，并茎亦用。

子，味甘，冷，无毒。

明目、开胃。炒用，治劳瘦；壮健人小便浸用之。治恶疮、疥癣、风疹、杀虫、煎水洗之。

> 注释
>
> ①"令"，《政和》为"发"，据《纲目》改。
>
> ②原无"杀风毒"，据《纲目》补入。

【臭篙子】

凉，无毒。

治劳，下气，开胃，止温汗，及邪气鬼毒。

又名草蒿。

> 注释
>
> 本条原在"青蒿"项中，今别出。

【旋覆花】

无毒。

明目，治头风，通血脉。

叶，止金疮血。

【射干】

消痰、破癥结，胸膈满，腹胀，气喘疟癣，开胃下食，消肿毒，镇肝明目。

根润亦有形，似高良姜大小，赤黄色，淡硬。

五、六、七、八月采。

【蛇含】

能治蛇虫蜂虺所伤及眼赤，止血，煏①风毒②痈肿。

茎、叶俱用，五月采之③。

又名威蛇。

又曰：紫背龙牙，生蜀中，春夏生叶，采无时④。

> 注释
>
> ①"煏"同燴，《康熙字典》谓"燴，火迫也"，即火烤之意。如：曲端（人名）"为张浚所忌，诬以反，下恭州狱，糊其口，燴之以火，干渴求饮。"《政和》为"煏"，《大观本草》和《纲目》均无"煏"。
>
> ②"妻"，《政和》为"螫"。又《纲目》此句为"汁傅蛇虺蜂妻"。
>
> ③"五月采之"，据《纲目》加。
>
> ④"又曰：紫背龙牙，生蜀中，春夏生叶，采无时"句，根据《纲目》加。并云："蛇衔草也。其叶似龙牙而小，背紫色，故俗名小龙牙，又名紫背龙牙。苏颂《图经》重出紫背龙牙，今并为一。"

【常山】

忌菘菜及葱菜，伏砒石①。

> 注释
>
> ①《政和》原无"及葱菜，伏砒石"，据《纲目》补入。

【蜀漆】

治癥瘕。

又名鸡尿草、鸭尿草。

李含光云：常山茎也。八、九月采。

【甘遂】

京西①者上，汴、沧，吴者次，形似和皮甘草，节节切之。

【白蔹】

止惊邪、发背、瘰疬、肠风、痔瘘、刀箭疮、扑损、温热疟疾、血痢、汤火疮、生肌止痛。

【青葙子】

治五脏邪气、益脑髓，明耳目，镇肝，坚筋骨，去风寒湿痹。

苗，止金疮血。

57

【白及】

味甘，瘁①。

止惊邪、血邪、痫疾、赤眼、癥结、发背、瘰疬、肠风、痔瘘、刀箭疮、扑损、温热疟疾、血痢、汤火疮、生肌止痛、风痹。

> 注释
>
> ① "瘁"，《纲目》为"辛"。

【大戟】

赤①小豆为之使，恶薯蓣。

泻毒药，泄天行黄病、温瘴、破癥结。

> 注释
>
> ①原无"赤"，据《纲目》补。

【泽漆】

冷，微毒。

止疟疾，消痰，退热。

此即大戟花，川泽中有。

茎梗小，有叶，花黄，叶似嫩菜，其苗可食①，四、五月采之。

> 注释
>
> ① "其苗可食"，根据《纲目》加。李时珍认为："《日华子》又言是大戟花，其苗可食。然大戟苗泄人，不可为菜。"

【茵芋】

治一切冷风，筋骨怯弱羸颤。

入药炙用。

出海盐。

形似石南，树生，叶厚，五、六、七月采。

【牙子】

杀腹藏一切虫，止赤白痢，煎服。

【及己】

主头疮、白秃、风疹、皮肤痒虫，可煎汁浸并傅。

> **注释**
>
> 本条《精要》为"煎汤洗白秃疮，皮肤瘙痒，并傅效。"

【何首乌】

味甘。

久服令人有子，治腹藏宿疾，一切冷气及肠风。

此药有雌雄者，雄者苗叶黄白，雌者赤黄色。

凡修合药，须雌、雄相合吃，有验。

其药本草无名，因何首乌见藤夜交，便即采食，有功，因以采人为名耳。

又名桃柳藤。

【白章陆】

味苦，冷。

得大蒜良。

能伏硇砂、砒石、雌黄、拔锡①；通大小肠，泻蛊毒，堕胎，煏肿毒、傅恶疮。

赤者有毒。

> **注释**
>
> 本条《政和》原在"商陆"项中，现别出。
>
> ①"能伏硇砂、砒石、雌黄、拔锡"，《政和》无，据《纲目》补。

【牵牛子】

味苦，癥①。得青木香、干姜良。

取腰痛，下冷脓，泻蛊毒药，并一切气壅滞。

注释

① "癥"，《纲目》为荃。

【蓖麻子】

治水胀、腹满：细研水服，壮人可五粒。催生：傅产人手足心，产后速拭去。疮痍疥癞亦可研傅。

【蒴藋】

味苦，凉，有毒。

治①痫癫风痹并煎汤浸，并叶用。

注释

①《纲目》为"浴"。

【天南星】

味辛烈，平。畏附子、干姜、生姜。

署扑损瘀血，主蛇虫咬，疥癣恶疮。

入药炮用。

又名鬼蒟蒻。

【羊蹄】

根，治癣，杀一切虫、肿毒，醋摩①贴；叶治小儿疳虫。

杀胡夷鱼、鲑鱼、檀胡鱼毒，亦可作菜食。

注释

① "摩"，《纲目》作"磨"。

【酸模】

味酸，凉，无毒。

治小儿壮热。

所在有之，生山岗上，状似羊蹄叶而小黄。茎叶俱细，节间生子，若茺蔚子。

> 注释
>
> 本条《政和》原列为羊蹄中，现别出。《政和》原文仅有"生山岗，状似羊蹄，叶而小黄"。余文皆根据《纲目》补入。

【菱首】

微毒。

叶，利五脏。

多食发气并弱阳。

食巴豆人不可食。

> 注释
>
> 菱首即菱白也。本条《政和》列在"菰根"项中，现别出单列。

【马鞭草】

味辛，凉，无毒。

通月经，治妇人血气肚胀，月候不匀。

似益母草，茎圆。并叶用。

【苎根】

味甘，滑，冷，无毒。

治心隔热，漏胎下血，产前后心烦闷，天行热疾，大渴大狂，服金石药人心热。署毒箭，蛇虫咬。

【白头翁】

得酒良。

治一切风气及暖腰膝，明目，消瘿。

子，功用同上，茎、叶同用。

【芭蕉根】

治天行热狂、烦闷，消渴，患痈毒并金石发热闷，口干①人，并绞汁服，及梳头长益发。肿毒、头风②、游风、风疹、头痛，并研署付。

花，心痹痛。烧存性研，盐汤点服二钱。

芭蕉油，冷，无毒。

治头风热，并梳头止女人发落，令长而黑③，止烦渴及汤火疮。

> 注释
>
> 《政和》本条文均在"甘蕉"项下。
>
> ①《纲目》为"金石发动，躁热口干"；并云："天行热狂：芭蕉根捣汁饮之。"
>
> ②《政和》原无"头风"，据《纲目》补入。
>
> ③"梳头止"及"令长而黑"均据《纲目》补入。

【芦根】

治寒热时疾，烦闷，妊孕人心热，并泻痢人渴。

【马兜铃】

治痔瘘疮，以药于瓶中烧，熏病处①。

入药炙用。

是土青木香、独行根子。

越州七、八月采。

> 注释
>
> ①《纲目》此句为"痔肿痛，以马兜铃于瓶中烧烟，熏病处，良"。

【仙茅】

治疗一切风，延年益寿，补五劳七伤，开胃消食下气，益房事不倦。

彭祖单服法：以竹刀刮切，糯米泔浸去赤汁，出毒后，无妨损。

> 注释
>
> 本条中"不倦""消食""竹刀刮切""糯"字，均俱《纲目》增补。

【金寄奴】

无毒。

治心腹痛、下气，水胀，血气，通妇人经脉、癥结，止霍乱、水泻。

又名刘寄奴。

六、七、八月采。

> 注释
>
> 《纲目》云："江南因汉时谓刘为卯金刀，乃呼刘为金"。

【猴姜】

平。

治恶疮，蚀烂肉、杀虫。

是树上寄生草苗，似姜细长。

> 注释
>
> 本条《政和》在骨碎补项中。

【连翘】

通小肠，排脓、治疮疖，止痛，通月经。

所在有。独茎，稍开三、四黄花，结子内有房瓣子。

五月、六月采。

【续随子】

宣一切宿滞，治肺气、水气，付一切恶疮、疥癣。单方日服十粒。

泻多，以酸浆水，并薄醋粥吃，即止。

叶，傅白癜、面䵟、疣疮①。

一名菩萨豆、千两金。

> 注释
>
> ① "疣疮"据《纲目》补入。

【蛇莓】

味甘、酸，冷，有毒。

通月经，㸑疮肿，付蛇虫咬。

【鹤虱】

凉，无毒。

杀五藏虫，止疟及傅恶疮上。

【石衣】

涩、冷，有毒。垣衣为使。

烧灰沐头，长发令黑①。

此即是阴湿处山石上苔，长者可四、五寸。

又名乌韭。

> 注释
>
> ① "令黑"据《纲目》补入。

【白附子】

无毒。

主中风失音，一切冷风气，面䵟，瘢疵。

入药炮用。

新罗^①出者佳。

注释

①新罗当时地域为现在朝鲜半岛的大同江以南地区。

【紫葛】

味苦、滑、冷。

主瘫痪、挛急，并热毒风，通小肠。

紫葛有二种，此即是藤生者。

【独行根】

无毒。

治血气。

【重台根】

冷，无毒。

治胎风搐手足，能吐泻，瘰疬。

根如尺二蜈蚣，又如肥紫昌蒲。

又名蚤休、螫休也。

【盉合子】

温。

治一切风，补五劳七伤，其功不可备述。并治痎癖、气块、天行温疾，消宿食、止烦闷，利小便，催生，解毒药中恶，失音，发落，傅一切蛇虫蚕咬。

双人者可带单方服，治一切病，每日取仁二七粒，患者服。不过三千粒，永瘥。

又名仙沼子、圣知子、予知子、圣先子。

注释

盉合子即是预知子。

【斑杖】

斑杖者虎杖之别名。

【谷精草】

凉。

喂饲马肥。二、三月于田中生白花者，结水银成沙子。

> 注释
>
> 在《政和》中，此段前有"臣禹锡等谨按日华子云"。

【苦芙】

冷。

治丹毒。

【燕蓐草】

无毒。

主眠中遗溺不觉，烧令黑，研，水进方匕。亦出哕气。

此燕巢中草也。

> 注释
>
> 此条《政和》原注"新补，见陈藏器、日华子。"

【鸭跖草】

味苦、大寒，无毒。

主寒热瘴疟痰饮，丁肿，肉症，涩滞小儿丹毒，发热狂痫，大腹痞满。身面气肿，热痢、蛇犬咬，痈疽等毒。和赤小豆煮，下水气湿痹，利小便。

生江东、淮南平地，叶如竹，高一、二尺，花深碧，有角如鸟嘴。

北人呼为鸡舌草，亦名鼻斫草，吴人呼为跖。跖、斫声相近也。

一名碧竹子。

花好为色。

【山慈菰根】

有小毒。

主痈肿疮瘘瘰疬病结核等，醋磨付之。亦剥人面皮，除皯黑。

生山中湿地，一名金灯花，叶似车前，根如慈菰。

零陵间又有团慈菰，根似小蒜，所主与此略同。

【鼠曲草】

味甘、平、无毒。

调中益气，止泻除痰，压时气，去热嗽①。

杂米粉作糗，食之甜美。

荆楚岁时记云：三月三日取鼠曲汁蜜和为粉，谓之龙舌䉽，以压时气。

生平岗熟地，高尺余，叶有白毛，黄花。

山南人呼为香茅，取花杂榉皮染褐，至破犹鲜。江西人呼为鼠耳草。

【水蓼】

味辛、冷，无毒。

【萱草根】

凉，无毒。

治沙淋，下水气，主酒疸黄色通身者，取根捣绞汁服；亦取嫩苗食之。又主小便，赤涩，身体顿热。

风土记云：怀妊妇人佩其花生男也[①]。

一名鹿葱，花名宜男。

> 注释
>
> ①本条《政和》注："新补，见陈藏器、日华子。"

【鸡窠中草】

主小儿白秃疮，和白头翁花烧灰，腊月猪脂付之，疮先以酸泔洗，然后涂之；又主小儿夜啼，安席下，勿令母知。

> 注释
>
> 此条《政和》原注"新补，见陈藏器、日华子。"

【鸡冠子】

凉，无毒。

止肠风泻血，赤白痢，妇人崩中带下。

入药炒用。

> 注释
>
> 此条《政和》原注"新补见陈藏器、日华子。"

✣ 木 部 ✣

【桂心】

治一切风气痛，补五劳七伤，通九窍，利关节，益精明目，暖腰膝，破痃癖，癥瘕，消瘀血，治风痹，骨节挛缩，缩筋骨，生肌肉，杀草木毒[①]。

> **注释**
>
> ① "杀草木毒"，据《纲目》补，《政和》无此句。

【松脂】

润心肺，下气除邪。煎膏治瘘烂排脓，治耳聋。古方多用辟谷[①]。

> **注释**
>
> ① "治耳聋。古方多用辟谷"，据《纲目》补，《政和》无此句。

【松叶】

暖，无毒。

炙，署冻疮、风湿疮，佳。

【松节】

无毒。

治脚软，骨节风。

【松根白皮】

味苦，温，无毒。

补五劳，益气。

> 注释
>
> 松叶、松节、松根白皮三条,《政和》均列在"松脂"之中,今别出。

【槐子】

治丈夫、女人阴疮湿痒,催生,吞七粒。

【槐皮草】

治中风皮肤不仁,喉痹,浴男子阴疝、卵肿,浸洗五痔并一切恶疮,妇人产门痒痛及汤火疮,煎膏,止痛长肉,消痈肿。

> 注释
>
> 本条与"槐子",《政和》均在槐实项下。"槐皮草",《精要》为"皮",《纲目》为"木皮根白皮"。从《政和》的下文"槐叶"来看,日华子云"皮、茎同用",则槐皮草并非是树皮。"浴男子阴疝、卵肿"句,据《纲目》补。

【槐花】

味苦、平,无毒。

治五痔,心痛、眼赤、杀腹藏虫及热,治皮肤风,并肠风泻血,赤白痢,并炒研服。

【槐叶】

平,无毒。

煎汤治小儿惊痫,壮热,疥癣及疔肿。

皮、茎同用了。

> 注释
>
> 槐花、叶两条《政和》原为一项,并注云"新补,见日华子。"

【地仙苗】

除烦益志，补五劳七伤，壮心气，去皮肤，骨节间风，消热毒，散疮肿。

即枸杞也。

【柏子仁】

治风，润皮肤。

此是侧柏子。

入药微炒用。

【柏叶】

炙，罯冻疮。烧取汁涂头，黑润发须。

【柏白皮】

无毒。

【茯苓】

补五劳七伤，安胎，暖腰膝，开心益智，止健忘。

忌醋及酸物。

【琥珀】

疗蛊毒，壮心，明目，摩翳，止心痛，癫邪，破结癥。

【榆白皮】

通经脉。捣涎傅癣疮。

注释

原无"捣"。

疮"，据《纲目》补。

【蘖木】

安心除劳，治骨蒸，洗肝明目，多泪，口干心热。杀疳虫，治蛔心痛、疥癣，蜜炙治鼻洪，肠风泻血后分急热肿痛。

身皮力微，次于根。

> 注释
>
> 蘖木乃黄柏也。

【酸枣仁】

治脐下满痛。

【楮】

楮实，壮筋骨，助阳气，补虚劳，助腰膝，益颜色。

皮斑者是楮皮，皮白者是榖。

楮叶，凉，无毒。

治刺风身痒。

楮树汁，傅蛇虫蜂犬咬。能合朱砂为团，名曰五金胶漆。

【干漆】

治传尸劳，除风。

入药须捣碎，炒熟，不尔，损人肠胃。

若是湿漆，煎干更好。

或毒发，软铁浆，并黄栌汁及甘豆汤，吃蟹并可制之[1]。

> 注释
>
> 本条原在"生漆"下，据《纲目》改为"干漆"。
>
> [1] "之"据《纲目》补。

【五加皮】

明目下气，治中风骨节挛急，补五劳七伤。

叶，治皮肤风，可作蔬菜食。

【蔓荆实】

利关节，治赤眼，痫疾。

海盐亦有，大如豌豆，蒂有小轻软盖子。六、七、八月采。

> **注释**
>
> 《政和》于"海盐……"句前，冠以"注云"二字，今据《纲目》删。

【辛荑】

通关脉，明目；治头痛，憎寒体噤，瘙痒；入面脂，生光泽。

入药微炙。

已开者劣，谢者不佳。

> **注释**
>
> "入面脂，生光泽"据《纲目》补入。

【桑上寄虫】

助筋骨，益血脉。

采人多在榉树上收，呼为桑寄虫，在桑上者极少，纵有，形与榉树上者亦不同，次即枫树上，力同榉树上者，黄色，七月、八月采。

【杜仲】

暖。

治肾劳，腰脊挛。

入药炙用。

【枫皮】

止霍乱，刺风，冷风，煎汤浴之。

【冬青皮】

凉，无毒。

去血，补益肌肤。

> 注释
>
> 此条原附女贞下，今别出。

【丁香】

治口气，反胃，鬼疰蛊毒，及疗肾气、贲豚气，阴痛，壮阳，暖腰膝、治冷气，杀酒毒，消疰癖，除冷劳。

> 注释
>
> 李时珍云："据陈藏器《拾遗》，以鸡舌为丁香母。今考之尚不然，鸡舌即丁香也。《齐民要术》言鸡舌俗名丁子香。《日华子》言丁香治口气，与《三省故事》载汉时郎官日含鸡舌香，欲其奏事芬芳之说相合。及《千金方》五香汤用丁香无鸡舌，最为明验。"

【沉香】

味辛、热，无毒。

调中补五脏，益精壮阳，暖腰膝，去邪气，止转筋吐泻，冷气，破癥癖，冷风麻痹，骨节不任，湿风，皮肤痒，心腹痛，气痢。

【藿香】

味辛。

【檀香】

热，无毒。

治痛霍乱、肾气，腹痛，浓煎服，水磨傅外肾并腰肾痛处。

【乳香】

味辛，热，微毒。

下气，益精，补腰膝，治肾气，止霍乱，冲恶，中邪气，心腹痛，疰气；煎膏止痛长肉。

入丸散，微炒杀毒得①不粘。

注释

① "得"《纲目》作"则"。

【金樱花】

平。

止冷热痢，杀寸白蛔虫等。和铁粉研匀①，拔白发傅②之，再出黑者③。亦可染发。

注释

① "匀"原无，据《纲目》补；

② "傅"，《纲目》为"涂"；

③ "再出黑者"，《纲目》为"即生黑者"。

【东行根】

金樱东行根，平，无毒。

治寸白虫，锉二两，入糯米三十粒，水二升，煎五合，空心服，须臾泻下，神验。

皮，平，无毒，炒止泻血及崩中带下。

【桑白皮】

温。

调中下气，益五藏，消痰止渴，利大小肠，开胃下食，杀腹藏虫，止霍乱吐泻。

此即出桑根皮。

【家桑东行根】

暖，无毒。

研汁治小儿天吊，惊痫，客忤及付鹅口疮，大验。

【家桑叶】

暖，无毒。

利五藏，通关节，下气。煎服除风痛，出汗并扑损瘀血，并蒸后署蛇虫蜈蚣咬，盐署傅上。

春叶未开枝可作煎，酒服治一切风。

【桑耳】

温，微毒。

止肠风泻血，止血衄[1]，妇人心腹痛。

> 注释
>
> 本条与前三条，《政和》原均列为"桑根皮"内，今剔出分列。
> [1] "止血衄"据《纲目》补。

【淡竹叶】

叶[1]并根味甘，冷，无毒。

消痰，治热狂烦闷，中风失音不语，壮热头痛，头风并怀妊人头旋倒地，止惊悸，温疫，迷闷，小儿惊痫天吊。

茎、叶同用。

> 注释
>
> [1] "叶"据《纲目》补，《政和》原无。

【苦竹叶】

味苦，冷，无毒。

治不睡，止消渴，解酒毒，除烦热，发汗，治中风失音[1]。

所沥功用与淡竹同。

【吴茱萸】

根，起阳[1]健脾，通关节，治霍乱泻痢，消痰破癥癖，逐风治腹痛，肾气、脚气、水肿，下产后余血。

茱萸叶，热，无毒。

治霍乱下气，止心腹痛，冷气，内外肾钓痛，盐研罨，神验，干即又浸复罨[2]。霍乱脚转筋，和艾捣[3]以醋汤拌罨，妙也。

【槟榔】

味涩。

除一切风，下一切气。通关节，利九窍，补五劳七伤，健脾调中除烦，破癥结，下五膈气。

【紫铆】

无毒。

治驴马蹄漏，可镕。

【骐驎竭】

暖，无毒。得蜜陀僧良。

治一切恶疮疥癣久不合者付。

此药性急，亦不可多使，却引脓。

> **注释**
>
> 本条《政和》原在紫铆中，现别出。

【芜荑】

治肠风，痔瘘，恶疮，疥癣。

【枳壳】

健脾开胃，调五藏，下气止呕逆，消痰；治反胃，霍乱，泻痢，消食，破癥结痃癖，五膈气，除风明目及肺气水肿，利大小肠，皮肤痒，痔肿，可炙熨。

入药浸软，锉，炒令熟。

【厚朴】

健脾，主反胃，霍乱转筋，冷热气，泻膀胱，泄[①]五藏一切气，妇人产前产后腹藏不安，调关节，杀腹藏虫，除惊去烦闷，明耳目。

入药去粗[②]皮，姜汁炙，或姜汁浸[③]炒用。

又名烈朴。

> **注释**
>
> ① "泄"，《纲目》为 "及"，若此，则断句为："泻膀胱及五藏一切气"。
>
> ② "粗"，《政和》无，据《纲目》加。
>
> ③ "浸"，《政和》无，据《纲目》加。

【秦皮】

洗肝，益精，明目[①]。小儿热惊，皮肤风痹，退热。

一名盆桂。

【山茱萸】

暖腰膝，助水藏，除一切风，逐一切气，破癥结，治酒渣。

【紫葳】

根，治热风身痒，游风风疹，治瘀血带下。

花、叶功用同。

【凌霄花】

治酒渣热，毒风刺风，妇人血膈，游风，崩中带下。

【胡桐泪】

治风虫牙齿痛。即中入齿药用，兼杀火毒并面毒。

此①有二般：木律不中入药，惟②用石律，石上采之③，形如小石片子，黄土色者为上。即中入齿药用，兼杀火毒并面毒。

【乌药】

治一切气，除一切冷，霍乱及反胃吐食，泻痢，痈疖疮癞，并解冷热。

其功不可悉载，猫、犬百病，并可摩服。

【没药】

破症结，宿血，消肿毒。

【安息香】

治邪气魍魉鬼胎，辟蛊毒，肾气，霍乱，风痛。治妇人血噤并产后血运。

【仙人杖】

冷。忌牛肉。

小儿惊痫及夜啼，置身伴睡良。又烧为末，水服方寸匕，主痔病。

> 注释
>
> 本条内容全部根据《纲目》。《政和》原条有注"新补，见陈藏器、日华子。"

【松萝】

令人得眠。

【鬼箭羽】

味甘，涩。

通月经，破癥结，止血崩，带下，杀腹藏虫及产后血咬肚痛。

【海桐皮】

温。

治血脉麻痹疼痛，及目赤，煎洗。

【大腹】

下一切气，止霍乱，通大小肠，健脾开胃调中。

【夜合】

皮，杀虫，煎膏消痈肿，并续筋骨。

叶，可洗衣垢。

又名合欢树。

注释

　　《政和》此条文注曰："陈藏器、日华子皆曰皮杀虫，又曰续筋骨。《经》中不言。"

【虎杖】

　　根，治产后恶血不下，心腹胀满，排脓，主疮疖痈毒，妇人血运，扑损瘀血，破风毒结气。

　　又名酸杖，又名班[1]杖。

　　班杖者，虎杖之别名，即前条虎杖是也[2]。

注释

　　① "班"，《纲目》作"斑"。

　　② "班杖者……是也"句，原在"蒴头"．条下，今移于此。

【天竺黄】

　　平。

　　治中风痰壅，卒失音不语，小儿客忤及痫痰。

　　此是南海边竹内尘沙结成者耳。

【桑花】

　　暖，无毒。

　　健脾涩肠，止鼻洪，吐血、肠风、崩中、带下。

　　此不是桑椹花，即是桑树上白癣，如地钱花样，刀削取，入药微炒使[1]。

注释

　　《政和》原注"新补，见日华子"。

　　① 《纲目》此句为"刀刮取炒用。"

【巴豆】

通宣一切病，泄壅滞，除风补劳，健脾开胃，消痰，破血排脓，消肿毒，杀腹藏虫，治恶疮息肉，及疥癞丁肿。

凡合丸散，炒不如去心膜，煮五度，换水各煮一沸为佳。

【汉椒】

破症结，开胃①，治天行时气温疾，产后宿血，治心腹气，壮阳疗阴汗，暖腰膝缩小便，止呕逆②。

椒目，主膀胱热。

椒叶，热，无毒。

治贲豚，伏梁气及内外肾钓，并霍乱转筋。和艾及葱研，以醋汤拌，罨并得。

> 注释
>
> ①"开胃"，《纲目》为"开胸"。
>
> ②"止呕逆"，《政和》原文无，据《纲目》补。

【皂荚】

通关节，除头风，消痰，杀劳虫，治骨蒸，开胃及中风口噤。

入药去皮、子，以酥炙用。

【诃梨勒】

消痰下气，除烦，治水，调中，止泻痢，霍乱，贲豚肾气，肺气喘急，消食开胃，肠风泻血，崩中带下，五膈气；怀孕未足月人漏胎，及胎动欲生，胀闷气喘，并患痢人后分急痛，并产后阴痛，和蜡烧熏及热煎汤熏，通手后洗。

【柳叶】

治天行热病，丁疮，传尸骨蒸劳，汤火疮毒入腹热闷，服金石药人发大热闷，并下水气，煎膏，续筋骨、长肉、止痛，牙痛煎含。

枝，煎汁可消食也。

【楝皮】

苦，微毒。

治游风热毒，风疹恶疮疥癞，小儿壮热并煎汤浸洗。

服食须是生子者雌树皮，一两可入五十粒糯米煎煮，杀毒。泻多以冷粥止，不泻者以热葱粥发。

无子雄树能吐泻杀人，不可误服。

【樗皮】

温，无毒。

止泻及肠风，能缩小便。

入药蜜炙用。

【郁李】

仁，通泄五脏，膀胱急痛，宣腰胯冷脓，消宿食，下气。

根，凉，无毒。

治小儿热发，作汤浴，风蚛牙，浓煎含之。

【莽草】

治皮肤麻痹，并浓煎汤淋。风蚛牙痛，喉痹，亦浓煎汁含，后净嗽口。

【黄药】

凉。

治马一切疾。

【雷丸】

入药炮用。

84

【槲皮】

味涩。

能吐瘰疬，涩五脏。

【白杨】

树皮，味酸，冷。

治扑损瘀血，并须酒服。煎膏可续筋骨。

寻常杨、柳并松杨树，叶如梨者是也。

【苏方木】

治妇人血气与腹痛，月候不调及蓐劳，排脓止痛，消痈肿，扑损瘀血，女人失音血噤，赤白痢，并后分急痛。

【榉树】

树皮，味苦，无毒。

下水气，止热痢，安胎，主妊娠人腹痛。

叶，冷，无毒。

治肿烂恶疮，盐捣罯。

【山榉树】

皮，平，无毒。

治热毒风，协肿毒。

乡人采叶为甜茶。

注释

本条《政和》原在"榉树皮"项中。

【桐油】

冷，微毒。

傅恶疮疥及宣水肿。

涂鼠咬处，能辟鼠。

【胡椒】

调五藏，止霍乱，与腹冷痛，壮肾气，及主冷痢，杀一切鱼、肉、鳖、蕈毒。

【钓樟根皮】

温，无毒。

治贲豚，脚气水肿，煎服。并将皮煎汤，洗疮痍、风瘙、疥癣。

【黑饭草】

益肠胃。

捣汁浸蒸，晒干服。

又名南烛也。

> 注释
> "黑饭草"，《纲目》和《大观本草》均作"乌饭草"。

【无患子皮】

平。

【梓白皮】

煎汤洗小儿壮热，一切疮疥，皮肤瘙痒。

梓树皮有数般，惟揪梓皮入药[1]佳，余即不堪。

> 注释
> [1] "皮入药"据《纲目》补，《政和》原无。

【栎树】

皮，平，无毒。

治水痢，消瘰疬，除恶疮。

橡斗子，涩肠止泻。煮食可止饥，御歉岁。

壳，止肠风、崩中，带下，冷热泻痢，并染须发。

入药并捣，炒焦用。

【鼠李】

味苦，凉，微毒。

治水肿。

皮，主风痹。

【椰子】

皮，入药炙用。

【紫荆木】

通小肠。

皮、梗同用。

花，功用亦同。

【紫真檀】

无毒。

【乌臼】

根皮，凉。

治头风，通大小便。

以慢火炙，令脂汁尽，黄干后用。

子，凉，无毒。

压汁梳头，可染发；炒作汤，下水气。

【盐肤】

盐肤叶上球子，治中蛊毒、毒药，消酒毒。

根用并同。

【杉材】

味辛。

治风毒贲豚，霍乱上气①，并煎汤服，并淋洗。

须是油杉及臭者良。

注释

①"上"，《政和》原为"止"，据《纲目》改为"上"。

【楮藤子】

治飞尸。

入药炙用。

【木鳖子】

醋磨消肿毒。

【钓藤】

治客忤、胎风。

【感藤】

味甘，平，无毒。

调中益气，主五脏，通血气，解诸热，止渴，除烦闷，治肾钓气。

叶，生研，敷蛇虫咬疮。

如木防己，生江南山谷。如鸡卵大，斫藤断，吹气出一头，其汁甘美如蜜。

一名甘藤，甘、感声近。

又名甜藤也。

87

88

注释

《政和》本条原注：“新补，见陈藏器、日华子”。

【甘露藤】

味甘，温，无毒。

主风、血气诸病。久服调中温补，令人肥健，好颜色，止消渴，润五脏，除腹内诸冷。

生岭南。藤蔓如箸，一名肥藤，人服之得肥也。

注释

《政和》本条原注：“新补，见陈藏器、日华子”。

【赤柽木】

温。

【楠材】

味辛，热，微毒。

治转筋。

【柘木】

叶，甘，温，无毒。

主补虚损。取白皮及东行根白皮煮汁酿酒，主风虚耳聋，劳损虚羸瘦，腰肾冷，梦与人交接泄精者，取汁服之。

无刺者良。

木，主妇人崩中，血结，及主疟疾，兼堪染黄。

注释

此条《政和》原注“新补，见陈藏器、日华子。”

【柞木】

皮，味苦，平，无毒。

治黄疸病，皮烧末服方寸匕。

生南方，叶细，今之作梳者是。

注释

此条《政和》原注"新补见陈藏器、日华子。"

【黄栌】

味苦，寒，无毒。

除烦热，解酒疸目黄，煮服之。亦洗汤火、漆疮，及赤眼。

堪染黄。

生商洛山谷，叶圆木黄，川界甚有之。

注释

此条《政和》原注"新补见陈藏器、日华子。"

【棕榈】

皮，平，无毒。

止鼻洪、吐血、破症，治崩中带下，肠风，亦白痢。

入药烧灰用，不可绝过。

注释

本条文根据《纲目》而来，但《纲目》未句力"烧存性用"，
余字恨据《政和》补入。《政和》原注"新补见陈藏器、日华子"，
现根据《纲目》，把已经明确的陈藏器文删除。

【木槿】

皮并根，甘、平，滑，无毒①。

花，凉，无毒。

治肠风泻血，并赤白痢，炒用作汤代茶吃，治风②。

注释

《政和》原注"新补见陈藏器、日华子"，现据《纲目》删除陈文。

① "皮并根……妻"一节，据《纲目》文。

② "花凉……治风"，据《政和》。

【芫花】

疗嗽，瘴疟。

所在有，小树子在陂涧旁。三月中盛，花浅紫色。

❖ 人 部 ❖

【发】

温。

止血闷、血运，金疮伤，风血痢。

入药烧灰，勿令绝过。

煎膏，长肉消瘀血也。

【头垢】

温。

治中蛊毒及蕈毒，米饮或酒化下，并得以吐为度。

【人牙齿】

平。

除劳治疟、蛊毒气。

入药烧用。

【耳塞】

温。

治癫狂、鬼神及嗜酒。

又名脑膏、泥丸脂。

注释

　　"人牙齿"和"耳塞"文，《政和》原注"以上两种新分条见日华子。"

【粪清】

冷。

腊月截淡竹去青皮，浸渗取汁。

治天行热狂、热痰，中毒并恶疮，蕈毒，取汁服，名粪清。

浸皂荚、甘蔗，治天行热疾，名人中黄。

> **注释**
>
> 文中"名粪清""名人中黄"，皆据《纲目》补。

【人溺】

凉。

止劳渴嗽[1]，润心肺。

疗血闷热狂、扑损，瘀血在内[2]运绝，皮肤皴裂、难产[3]，及胞衣不下，即取一升，姜、葱各一分，煎三、两沸，热饮便下。

吐血鼻洪，和生姜一分绞汁，并壮丈夫健小便一升，乘热顿饮差。

蛇犬咬伤，以热尿淋患处[4]。

> **注释**
>
> [1]《纲目》无"嗽"字。
>
> [2]"在内"，《政和》无，据《纲目》补。
>
> [3]"皮肤皴裂、难产"，《政和》无，据《纲目》补。
>
> [4]"蛇犬咬伤，以热尿淋患处"，据《纲目》加。

【人中白】

凉。

治传尸热劳、肺痿，心膈热、鼻洪吐血，羸瘦，渴疾。

是积尿垽，入药。

【手爪甲】

平。

催生。

【天灵盖】

治肺痿、乏力、羸瘦、骨蒸劳热及盗汗等。

入药酥炙用。

【人乳】

冷①。

益气，治瘦悴，悦皮肤，润毛发，点眼止泪，并疗赤目，使之明润也。

注释

① "冷"，《纲目》作"凉"。

❖ 兽 部 ❖

【龙骨】

健脾，涩肠胃。止泻痢、渴疾、怀孕漏胎、肠风下血，崩中带下、鼻洪吐血。止汗。

【龙齿】

涩，凉。

治烦闷、癫痫、热狂、辟鬼魅。

【麝香】

辟邪气，杀鬼毒，蛊气疟疾，催生堕胎，杀脏腑虫，制蛇、蚕咬、沙虱溪瘴毒，吐风痰；纳①子宫，暖水脏、止冷带疾。疗一切虚损恶病②。

> **注释**
>
> ① "纳"，《政和》为"内"，据《纲目》改；
> ② "疗一切虚损恶病"，《政和》无，据《纲目》补。

【牛黄】

甘①，凉。

疗中风失音口噤，妇人血噤，惊悸，天行时疾，健忘，虚乏。

> **注释**
>
> ① "甘"，《政和》无，据《纲目》加。

【熊】

熊白，凉，无毒。

其脂，燃灯，烟损人眼，令失光明[1]。治风，补虚损，杀劳虫，酒炼服之[2]。

脂[3]，强心。

脑髓[4]，摩顶去白秃风屑，疗头旋，并发落[5]。

掌，食可御风寒，益气力[6]。此是八珍之数。

胆，治恶疮[7]、耳鼻疮及诸疳疾，杀虫[8]。

注释

①"其脂燃灯，烟损人眼，令失光明"，《政和》无，据《纲目》补。

②"酒炼服之"，《政和》无，据《纲目》补。

③陶宏景认为脂即熊白。但日华子分为两条，说明两者非一物。据《雅埤》（卷三）"熊"条云"熊当心有白脂如玉，味甚美，俗呼熊白"。看来日华子据此而分述。不过李时珍也把"熊白"列为"熊脂"中，认为熊白即是熊脂。其所引日华子熊白文俱列"脂"中，但《政和》本中原有的"脂，强心"句，却给删除了。

④"髓"字《政和》有而《纲目》无。

⑤"发落"《纲目》为"生发"。

⑥"益气力"据《纲目》补。

⑦《政和》为"疮痈"，据《纲目》改。

⑧"杀虫"，《政和》无，据《纲目》补。

【象】

牙，平。

生煮汁服[1]，治小便不通，生煎服之。小便多，烧灰饮下。

胆，明目，及治疳。

蹄底似犀，可作带。

> 注释
>
> ① "生煮汁服",《政和》无,据《纲目》加。

【马】

齿,水摩治惊病。

肉,只堪煮食①,余食难消,不可多食,食后以酒投之皆须好。渍以②清水,溺洗三、五遍,血尽③,即可煮食之,不然则毒不出患疔肿,或曰以冷水煮之,不可盖釜④。怀孕人及患痢人并不可食。忌苍耳,生姜。

鬃,燃灰,止血,并傅恶疮。

头骨,治多睡,作枕枕之。烧灰傅头耳疮,佳⑤。

尿,洗头疮、白秃。

> 注释
>
> ① "食",《政和》无,据《纲目》加。
>
> ② "渍以",《政和》无,据《纲目》加。
>
> ③ "血尽",《政和》无,据《纲目》加。
>
> ④ "不然则毒不出患疔肿,或曰以冷水煮之,不可盖釜",《政和》无,据《纲目》补。
>
> ⑤ 此条《纲目》为:头骨治"喜眠,令人不睡。烧灰,水服方寸匕,日三夜一。作枕亦良。烧灰,敷头、耳疮。"

【鹿】

鹿茸,补虚羸,壮筋骨,破瘀血,杀鬼精,安胎下气。酥炙入用③。

角,疗患疮痈肿热毒等,醋磨①之傅。脱精尿血、夜梦鬼交,并治之,水磨汁服。小儿重舌、鹅口疮,火炙热②熨之。

肾,补中,安五脏,壮阳气,作酒及煮粥服。

肉,无毒。补益气,助五脏。生肉贴偏风,左患右贴,右患左贴头。肉治烦懑,多梦。

蹄,治脚膝酸。

血，治肺痿吐血，及崩中带下，和酒服之良。

髓，治筋骨弱，呕吐。地黄汁煎作膏，填骨髓。蜜煮，壮阳，令有子。

注释

① "磨"《政和》原为"摩"，据《纲目》改。

② "火炙热"《政和》原无，据《纲目》加。

③《纲目》为："只用酥炙炒研"。

【牛】

黄牛乳、髓，冷。

润皮肤，养心肺，解热毒。

牛酥，凉。

益心肺，止渴嗽，润毛发，除肺痿、心热，并吐血。

牛酪，冷。

止烦渴热闷，心膈热痛。

水牛肉，冷，微毒。宜忌同黄牛。

黄牛肉，温，微毒。益腰脚，大都食之发药毒动病，不如水牛也。唯酥，乳佳。

醍醐，止惊悸，心热头痛，明目，付脑顶心。

角，煎治热毒风，并壮热。

角腮，烧焦治肠风，泻血痢，崩中带下，水泻。

涎，止反胃呕吐。治噎，要取即以水洗老牛口，用盐涂之，少顷即出。或以荷叶包牛口使耕，力乏涎出取之。

骨，烧灰，治吐血鼻洪，崩中带下，肠风泻血，水泻①。

骨髓，温，无毒。

治吐血鼻洪，崩中带下，肠风泻血，并水泻，烧灰用。

注释

本条各项原散在牛黄、牛角腮等项中，今一并集中。

① "骨"条，根据《纲目》加，《政和》无。

【羊】

牯羊角，退热，治山瘴、溪毒，烧之去蛇①；灰治漏下②。

心，有孔者杀人。

肾，补虚，耳聋、阴弱、壮阳、益胃，止小便，治虚损盗汗。

牯羊粪，烧灰，理聘耳，并署竹③刺入肉，治箭镞不出④。

乳，利大肠。含，疗口疮、小儿惊痫疾。

肉，治脑风并大风，开胃，肥健。

头，凉。治骨蒸，脑热头眩，明目，小儿惊痫。

脂，治游风并黑。

注释

① "去蛇"，《纲目》为"辟蛇"。

② "灰治漏下"，《政和》无，据《纲目》补。

③ "竹"，《政和》无，据《纲目》补。

④ "治箭镞不出"，《政和》无，据《纲目》加。

【狗】

犬阴，治绝阳，及妇人阴痿。

胆，主扑损瘀血，刀箭疮。

心，治狂犬咬，除邪气，风痹，疗鼻衄，及下部疮。

齿，烧为末汤调服，理小儿客忤①。

头骨，烧灰用，亦壮阳。止疟②，黄者佳。

血，补安五脏。

肉，暖，无毒。补胃气、壮阳道⑤，暖腰膝，益气力。

犬黄者大补益，余色微补。古言暑预③凉而能补，犬肉暖而不补。虽有此言，服终有益。然奈秽甚④，不食者众。

注释

①"齿，烧为末汤调服，治小儿客忤"句，据《精要》。《政和》
原为："齿，理小儿客忤，烧入用。"

②"止痓"据《纲目》补。

③"署预"即薯蓣，俗称山药。

④《纲目》为"但因食秽"。

⑤"道"，《政和》无，根据《纲目》加。

【犀角】

味甘、辛。

治心烦，止惊，安五藏，补虚劳，退热，消痰，解山瘴溪毒、镇肝明目，治中风失音，热毒风，时气发狂。

【虎】

肉，味酸，平，无毒。

治疟。

睛，镇心安神①及小儿惊啼，疳气，客忤。

注释

①"安神"据《纲目》补。

【兔】

肉，治渴，健脾，热气湿痹①。生吃，压丹石毒②。

头骨和毛、髓，烧为丸③，催生落胎④，并产后余血不下。

肝，明目补劳、治头旋眼疼⑤。

骨，治鬼疰，疮疥刺风⑥。

注释

① "热气湿痹",《政和》无，据《纲目》补。

② "石"据《纲目》补。

③ "烧为丸",《纲目》为"烧灰酒服。

④ "催生落胎",《纲目》为"治产难下胎"。

⑤ "痠",《纲目》为"眩。

⑥ 本条据《纲目》加,《政和》无。

【狸】

骨，治游风、恶疮。头骨最妙。

粪，烧灰主寒热疟疾。

肉，治游风等病。

狸头骨，烧灰酒服，治一切游[1]风。

注释

① "游"，据《纲目》加。

【獐】

肉，无毒。

骨，补虚损，益精髓，悦颜色。

脐下有香，治一切虚损。

【豹肉】

微毒。

壮筋骨，强志气，耐寒暑[1]，令人猛健。

注释

① "耐寒暑"，据《纲目》加。

【豕】

肉，凉，微毒。

疗水银风，并掘土土坑内恶气①，久食令人虚肥，动风气。又，不可同牛肉煮，令人生寸白虫。

心，治惊痫血癖，邪气。

肾，补水藏，暖腰膝，补膀胱，治耳聋。虽补肾，又令人少子。⑤

肚，补虚损，杀劳虫，止痢，酿黄糯米蒸，捣为丸，甚治劳气，并小儿疳蛔黄瘦病。

靥，又治蛇咬⑥。

齿，治小儿惊痫，烧灰服，并治蛇咬。

脂，治皮肤风，杀虫，傅恶疮。

肠，止小便，补下焦。

生血，疗贲豚暴②气，及海外瘴气。

乳，治小儿惊痫、天吊、大人猪、鸡痫病。

豚卵，小儿天吊，大人猪、鸡痫病⑦。

粪，治天行热病，黄疸、蛊毒，并取一升浸汁，顿服③。取东行牡猪者为良。

窠内有草，治小儿夜啼，密④安席下勿令母。

人凡野猪肉食，胜圈豢者。

注释

①《纲目》为"并中土坑恶气"。

②"暴"，据《纲目》加。

③"并取一升浸汁，顿服"，据《纲目》补。

④"密"，据《纲目》加。

⑤李时珍认为："猪肾，《别录》谓其理肾气，通膀胱。《日华》亦曰补水脏膀胱，暖腰膝；而又曰，虽补肾，久食令人少子。孟诜亦曰：久食令人肾虚。两相矛盾如此，何哉？盖猪肾性寒，不能补命门精气。方药所用，借其引导而已。《别录》理字、通字，最为有理；《日华》暖腰膝、补膀胱水脏之说为非矣。肾有虚热者，宜食之；

若肾气虚寒者，非所宜矣"。

　　⑥此条根据《纲目》加。李时珍云："厴，俗名咽舌是矣"。

　　⑦此条根据《纲目》加。李时珍云："豚卵，即牡猪外肾也"。

【麋】

角，酒服补虚劳①，添精补髓，益血脉，暖腰膝，悦色壮阳，疗风气。

偏治丈夫，胜鹿角。

按《月令》，麋角属阴，夏至角解，盖一阴生也②。治腰膝不仁，补一切血病也。

注释

　　①"酒服补虚劳"，据《纲目》补。

　　②《本草品汇精要》云："日华子谓麋角夏至解，误矣。"

【驴】

乳，治小儿痫、客忤、天吊、风疾。

肉，凉，无毒。

解心烦，止风狂。酿酒，治一切风③。

脂，傅恶疮疥癣①，及风肿。

头汁②，洗头风、风屑。

皮，煎胶食，治一切风，并鼻洪吐血、肠风血痢及崩中带下。

注释

　　①"癣"据《纲目》加。

　　②"头汁"，《纲目》为头肉"煮汁"。

　　③《政和》原注："日华子以谓止风狂，治一切风，未可凭也。"

【狐】

肉，暖，无毒。

补虚劳，随藏而补。治恶疮疥。

头、尾灰，治牛疫，以水饮①。

心、肝，生服治狐魅。

雄狐尾，烧灰②，辟恶。

注释

①《纲目》为"头尾烧灰，治牛疫，以水灌之"。

②"灰"，据《纲目》加。

【獭】

肉，平，无毒。

治水气胀满，热毒风。

肝，治虚劳，并传尸劳疾。

【野猪】

肉，主肠风泻血。炙食不过十顿。

胆中黄，治鬼疰、痫疾及恶毒风，刀、小儿疳气、客忤、天吊。

脂，悦色，并除风肿毒，疮疥癣。腊月陈者佳。

外肾和皮，烧作灰，不用绝过，为末坎下，治崩中带下，并肠风泻血及血痢。

【豺】

皮，有毒。

炙署软脚。

骨，食之能瘦人。

【膃肭脐】

膃肭兽，热。

补中，益肾气①，暖腰膝、助阳气，破癥结，疗惊狂痫疾，及心腹疼，破宿血。

注释

① "肾气"原为"气肾",据《纲目》更之。

【麂肉】

凉,有毒。

能堕胎,及发疮疖疥。

【骆驼】

肉,温。

治诸①风下气,壮筋力②,润皮肤,主恶疮。

脂,疗一切风疾、顽痹、皮肤痹③急及恶疮肿毒、漏烂,并和药傅之。

野者弥良。

注释

《政和》此条前有"臣禹锡等谨按日华子云"句。

① "诸",据《纲目》补。

② "力",《纲目》为"骨"。

③ "痹",据《纲目》补。

❖ 禽 部 ❖

【鸡】

白雄鸡肉，调中，除邪，利小便，去丹毒。

乌雄②鸡肉，温，无毒。

止肚痛，心腹恶气①，除风湿麻痹，补虚羸，安胎，治折伤并痈疽。生署竹木刺不出者③。

乌雌鸡肉，温，无毒。

安心定志，除邪辟恶，治血邪，破心中宿血，及痈疽排脓，补新血，补产后虚羸，益色助气。

胆，治疣目，耳痌疮，日三傅。

肠，治遗尿并小便多。

乌雌鸡粪，治中风失音，痰逆④，消渴，破石淋，利小肠余沥，傅疮痍，灭瘢痕，炒服治小儿客忤、蛊毒。

丹雄鸡粪，治白虎风，并傅风痛⑤。

丹雄鸡冠血，疗白癜风。

黄雌鸡肉，温，无毒。

止劳劣，添髓补精，助阳气，暖小肠，止泄精，补水气。

患骨热人勿食⑦。

诸鸡脆胵，平，无毒。

止泄精，并尿血，崩中带下，肠风泻痢。

此即是肫内黄皮⑧。

翼，治小儿夜啼，安席下勿令母知。

窠中草，治头疮，白秃，和白头翁草烧灰，猪脂调⑥傅。

注释

① "心腹恶气"，据《纲目》加。

② "雄"，据《纲目》加。

③ "生晋竹木刺不出者"，《纲目》为："生捣，涂竹木刺入肉"。

④ "瘀逆"《纲目》为"瘀迷"。

⑤ "治白虎风并付风痛"，《政和》原在"丹雄鸡"条中。

⑥ "调"，据《纲目》加。

⑦ "患骨热人勿食"，据《纲目》补。

⑧ 即是鸡内金。

【鸡子】

镇心，安五脏，止惊，安胎，治怀妊天行热疾狂走，男子阴囊湿痒及开声喉失音①。

卵醋煮，治赤白②久痢及产后虚痢③。

和光粉炒干，止小儿疳痢及妇人阴疮。

和豆淋酒服，治贼风麻痹。

醋浸令坏，傅疵。

作酒，止产后血运并暖水藏，缩小便，止耳鸣。

和蜡炒，治疳痢，耳聋。

黄，炒取油和粉，傅头疮。

壳，研摩障翳。④

注释

① "失音"，据《纲目》加。

② "白"，据《纲目》补。

③ "及产后虚痢"，据《纲目》补。

④ 《纲目》本条列为"抱出卵壳"项下。

【鹅】

苍鹅肉，冷，有毒。

发疮脓。

苍鹅粪，可傅蛇虫咬毒。

舍中养，能辟虫、蛇。

白鹅肉，辛①，凉，无毒。

解五脏热，止渴。

白鹅脂，润皮肤，可合面脂②。

白鹅尾罂，治聤耳及聋，内之③。亦疗手足皴。

白鹅卵，补中益气，不可多食。

白鹅尾，烧灰，酒服下治噎。

注释

①《政和》无“辛”，根据《纲目》加；

②“可合面脂”，据《纲目》加。

③“内之”，《纲目》为“纳耳中”。

【鸭】

卵，心腹胸膈热。

【野鸭】

肉，凉，无毒。

补虚助力，和胃气，消食，治热毒风及恶疮疖，杀腹脏一切虫。

不可合胡桃、木耳、豆豉同食①。

九月后、立春前采。

注释

①“不可合胡桃、木耳、豆豉同食”，根据《纲目》补。

【鹧鸪】

微毒。

疗蛊气瘴疾欲死者，酒服之。

【雁】

雁肪，凉，无毒。

治风麻痹，久服助气，壮筋骨。

脂，和豆黄作丸，补劳瘦，肥白人。

其毛自落者，小儿带之疗惊痫。

【雀】

肉，暖，无毒。

壮阳益气，暖腰膝，缩小便，治血崩带下。

粪头尖及成挺者雄，掩左者亦是[1]。

> **注释**
>
> [1]《纲目》为"凡鸟右翼掩左者是雄，其屎头尖挺直"。

【石燕】

暖，无毒。

壮阳，暖腰膝，添精补髓，益气，润皮肤，缩小便，御风寒，岚瘴，温疫气。

> **注释**
>
> 《纲目》注云："石燕出日华"。

【蝙蝠】

久服解愁[1]。

粪名夜明砂。

炒服，治瘰疬。

【雉鸡】

肉，平，微毒。

有痼疾人不宜食①。

秋冬益，春夏毒。

【孔雀】

肉，凉，微毒。

解药毒，蛊毒①。

血，治毒药，生饮良。

粪，治崩中、带下，及可傅恶疮。

【鸲鹆】

肉，治嗽及吃噫，下气，炙食之。作妖可通灵①。

眼睛和乳，点眼，甚明。

注释

①《纲目》为："炙食一枚，治吃噫下气，通灵"。

【雄鹊】

肉，凉。

主消渴疾。

巢，多年者，疗癫狂鬼魅及蛊毒等，烧之水服①。仍呼祟物名号，亦傅瘘疮良。

注释

①"水服"，据《纲目》加。

【鸱鹕屎】

冷，微毒。

疗面瘢疵，及汤火疮痕。和脂油调傅丁疮。

❖ 虫 鱼 部 ❖

【五倍子】

肠虚泄痢，为末，熟汤服之。

注释

此条《政和》无，据《纲目》补。

【蜂子】

树蜂、土蜂、蜜蜂，凉，有毒。

利大小便，治妇人带下病等。

又有食之者，须以冬瓜及苦荬、生姜、紫苏以制其毒也。

【龟甲】

治血麻痹。

入药酥炭用。

卜龟小者[①]，腹下可卜，钻遍者，名败龟[②]，又名败将。

注释

①李时珍云："《日华》用卜龟小甲，盖取便耳"。

②此句《纲目》为"卜龟小而腹下曾钻十遍者，名败龟版，入药良"；"古者上下甲皆用之。至《日华》始用龟版，而后人遂主之矣"。

【蠵龟】

嘴蠵，平，微毒。

即龟鼍也[①]。

治中刀箭闷绝，刺血饮便瘥。

皮甲名鼍皮，治血疾及中刀箭毒，煎汁饮。皮可宝装饰物②。

若无生血，煎汁代之亦可。

> **注释**
>
> ①本句根据《纲目》加。
>
> ②"及中刀箭毒，煎汁饮。皮可宝装饰物"，据《纲目》补。

【夹蛇龟】

小，黑，中心折者无用，不可食。

肉，可生捣，罯蛇毒。

> **注释**
>
> 本条《政和》在"秦龟"文中。

【真珠子】

安心，明目，驻颜色也。

【玳瑁】

破癥结，消痈毒，止惊痫等疾。

【石决明】

凉。

明目。

壳，磨障翳。

亦名九孔螺也。

【海蛤】

治呕逆，阴痿，胸胁胀急，腰痛，五痔，妇人崩中带下。

此即鲜蛤子肉。雁食后粪中出。有文彩者为文蛤，无文彩者为海蛤。乡人又多将海岸边烂蛤壳，被风涛打磨莹滑①者伪作之。

【鳢鱼】

肠，以五味炙香，贴痔瘘，及蛀肝疮，良久虫出，即去之。

诸鱼中，惟此胆甘，可食，为异也。腊月收取，阴干①。

【鲫鱼】

肉，平，无毒。

温中下气，补不足。作鲙疗肠澼，水谷不调，及赤白痢。烧灰以傅恶疮良；又酿白矾烧灰，治肠风、血痢。

头，烧灰疗嗽。

子，不宜与猪肉同食。

【鲤鱼】

凉，有小①毒。

肉，治咳嗽，疗脚气，破寒气，疰癖。怀妊人身肿②胎不安，用绢裹和鱼煮羹，熟后去鳞，食之验。

脂，治小儿痫疾、惊杵。

胆，治障翳等。

脑髓，治暴聋，煮粥服良。

诸溪涧中者，头内有毒，不计大小，并三十六鳞也。

> 注释
> ① "小"，据《纲目》加。
> ② "身肿"，据《纲目》加。

【猬皮】

开胃气，止血、汗，肚胀痛，疝气。

脂，治肠风泻血。

作猪蹄者妙，鼠脚者次。

【露蜂房】

微毒。

治牙齿疼，痢疾、乳痈、蜂叮、恶疮，即煎洗入药，并炙用。

【鳖】

肉，益气调中，妇人带下，治血瘕，腰痛。

鳖甲，去血气，破癥结恶血，堕胎、消疮肿并扑损瘀血，疟疾、肠痈。

头，烧灰，疗脱肛^①。

> 注释
> ①本句《纲目》为"付历年脱肛不愈。"

【螃蟹】

凉，微毒。

治产后肚痛，血不下，并酒服。筋骨折伤，生捣炒罨良。

脚爪，破宿血，小产后血闭，肚痛，酒及醋汤煎服良。

【蜻蛉】

冷，无毒。

解热气，治小儿痞气，煮食①。

注释

①"煮食"据《纲目》补。

【蛴螬虫】

治胁下坚满，障翳瘀膜，治风疹。

桑、柳树内收者佳，余处即不中。

粪土中者可傅恶疮。

【乌贼鱼】

通月经，益人①。

骨，疗血崩，杀虫。心痛甚者，炒其墨，醋调服也。

又名缆鱼。

须脚悉在眼前，风波稍急，即以须粘石为缆②。

干者名鲞③。

注释

①"益人"据《纲目》加。

②本条《纲目》为"鱼有两须，迁风波即以须下碇，或粘石如缆，故名缆鱼。"

③据《纲目》释名部加。

【蚕】

晚蚕蛾，壮阳事，止泄精，尿血，暖水藏。

蚕蛾，平。

治暴风、金疮，冻疮、汤火疮，并灭疮瘢。

入药炒用。

蚕蛹子，食，治风及劳瘦，又研傅蚕癌、恶疮等。

蚕布纸，平。

治吐血、鼻洪、肠风泻血，崩中带下，赤白痢疾，傅丁肿疮。

入药烧用。

蚕沙，治风痹、顽痰，不仁、肠鸣。

> 注释
>
> 晚蚕蛾及蚕蛾两条,《纲目》俱列为雄蚕蛾项中，并且主治各项均注出自"时珍"。其实均出自日华子，是李时珍抄录的。

【僵蚕】

以七枚为末，酒服①，治中风失音并一切风疾，小儿客忤，男子阴痒痛，女子带下。

入药，除绵丝，并子尽，匀炒用。

> 注释
>
> ①"以七枚为末，酒服"，据《纲目》补。

【鳗】

海鳗，平，有毒。

治皮肤恶疮、疥痏、痔瘘。

又名慈鳗，猧狗鱼①。生东海中，类鳗鲡而大，功同鳗鲡②。

鳗鱼，平，微毒。

治劳，补不足，杀传尸，疰气，杀虫毒，恶疮，暖腰膝，起阳，疗妇人产虫疮，虫痒。

> 注释
>
> ①《纲目》本条在"海鳗鲡"中，并云出"《日华》"。
> ②"生东海中，类鳗鲡而大，功同鳗鲡"，据《纲目》加。

【鼋】

肉，治齿疳宣露。

甲用同功，入药炙用。无毒，蜀漆为之使。畏芫花、甘遂、狗胆①。

【鼋甲】

臣，平。无毒。

主五脏邪气，杀百虫毒，消百药毒，续人筋骨。

脂，涂铁烧之便明。

【蛞蝓】

冷，有毒。

治惊痫等。

入药炒用。

此即负壳蜒蚰也。

【䗪虫】

破癥结，消积脓，堕胎。

入丸、散。

除虫翅足，炒用。

【鲛鱼】

平，微毒。

【白鱼】

助血脉，补肝明目。

患疮疖人不可食，甚发脓，灸疮不发①。

作脍食之良。

注释

① "不发"，《纲目》为"不发者"。

118

【鳜鱼】

微毒。

益气，治肠风，泻血。

又名鳜豚、水豚。

【鲭鱼】

肉，平，微毒。

治脚软，烦懑，益气力。

不可同葵、蒜食之，服术人亦勿啖也。

头中①枕，用醋摩，治水气，血气心痛。

注释

① "头中"两字，据《纲目》加。

【河豚】

凉，有毒。

煮和秃菜食，良。

毒以芦根及橄榄等解之。肝有大毒。

又名胡夷①鱼、鱼、规鱼、吹肚鱼也。

注释

① "胡夷"，《纲目》为"鲥鲦"。

【石首鱼】

取脑中枕，烧为末，饮下，治淋也。

【鲨鱼】

肉平，微毒。

治痔，杀虫。

多食发嗽并疮癣。

壳，入香，发众香气。

尾，烧焦，治肠风泻血，并崩中带下，及产后痢。

脂，烧，集鼠。

> 注释
>
> 本条《政和》原注"新补，见孟诜、日华子"。然《纲目》认为仅"尾"条是日华子文，余非。

【鲈鱼】

平。

补五藏益筋骨，和肠胃，治水气，多食宜人。

作鲊犹良；又暴干甚香美。

虽有小毒，不至发病。一云多食发痃癣及疮肿。

不可与乳酪同食。

> 注释
>
> 本条《政和》原注"新补见孟诜、日华子"。

【虾蟆】

冷，无毒。

治犬咬，及热狂。贴恶疮，解烦热。

色斑者是。

【蟾】

凉，微毒。

破症结，治疳气、小儿面黄癣气、烧灰，油调，傅恶疮。

入药并炙用，又名蟾蜍。

眉酥，治虫牙。和牛酥摩，傅腰眼并阴囊，治腰肾冷并助阳气，以吴茱萸苗汁调炒。

粪，傅恶疮，丁肿、杂虫咬。油调傅瘰疬、痔瘘、疮。

【鼠】

肉，凉，无毒。

治小儿惊痫。以油煎，令消，入蜡，傅烫火疮。生捣署折伤筋骨。

雄鼠粪，头坚硬者是。治痫疾，明目。葱豉煎服，治劳复。

足，烧食，催生。

牝鼠并不入药。

【蛤蜊】

冷，无毒。

润五脏，止消渴，开胃解酒毒，主老癖；能为寒热者及妇人血块，煮食之。

此物性虽冷，乃与丹石相反，服丹石人食之，令腹结痛。

> **注释**
>
> 此条《政和》原注"新见陈藏器，日华子"。

【蚬】

肉，冷，无毒。

去暴热，明目，利小便，下热气，脚气湿毒，解酒毒目黄。浸汁服，治消渴。

烂壳，疗失精、反胃。

> **注释**
>
> 此条《政和》原注"新见陈藏器，日华子"。但已经据《纲目》把日华子条文分出，除"冷，无毒"据《政和》外，余文皆据《纲目》。

【蚌】

冷，无毒。

明目，止消渴，除烦解热毒，补妇人虚劳，下血并痔瘘，血崩带下，压丹石药毒。以黄连末内之，取汁，点赤眼，并眼暗①，良。

烂壳粉，饮下治反胃、痰饮。

此即是宝装大者。

蚌粉，冷，无毒。

治诸疰②，止痢，并呕逆。痈肿，醋调傅。

兼能制石亭脂。

> 注释
>
> 此条《政和》原注"新补，见日华子"。
>
> ①"眼暗"之"眼"据《纲目》加。
>
> ②《本草纲目》此条"发明"中记载："时珍曰：蚌粉与海蛤粉同功，皆水产也。治病之要，只在清热行湿而已，《日华》言其治疰"。

【车螯】

冷，无毒。

治酒毒，消渴、酒渴，并壅肿。

壳，治疮疖肿毒。烧二度，各以醋，捣为末。又，甘草等分，酒服，以醋调敷肿上，妙①。

车螯是大蛤，一名 。

能吐气为楼台，海中春夏间根据约岛淑，常有此气。

> 注释
>
> 本条《政和》原注"新见陈藏器、日华子"。
>
> ①《纲目》为："壳，治疮疖、肿毒，烧赤，醋淬二度为末，同甘草等分酒服，并以醋调傅之"。

【蚶】

肉，无毒。

益血色。

壳，凡用，取陈久者炭火煅赤，米醋淬三度，出火毒，研粉，烧过醋淬。醋丸服，治一切血气、冷气、癥癖。

> **注释**
>
> 全条据《纲目》。《政和》注："新见陈藏器、萧炳、孟诜、日华子"。从《政和》行文来看，日华子所云者，当为"无妻，益血色。壳烧，以米醋三度淬后，埋令坏，醋膏丸，治一切血气、冷气、癥癖。"

【淡菜】

不宜多食。多食，令人头闷目暗，得微利止。煮熟良之。

产后血结，腹内冷痛[①]，能补五脏，益阳事，理腰脚气，能消宿食，除腹中冷气，疝癖。

亦可烧汁沸出，食之。

北人多不识，虽形状不典，而甚益人。

> **注释**
>
> 全条据《纲目》（已删除孟诜的文句），但《纲目》中没有"北人多不识"，现据《政和》补入。此条《政和》原注为"新见孟诜、日华子"。
>
> ① "产后血结，腹内冷痛"，根据《纲目》加。

【蛇蜕】

治心毒，辟恶，止呕逆。治小儿惊悸，客忤，催生。疬疡、白癜风，煎汁傅。

入药并炙用。

【蜘蛛】

斑蜘蛛，冷，无毒。

治疟疾，丁肿。

网，七夕朝取食，令人巧，去健忘。

【壁钱虫】

平，微毒。

治小儿吐逆，止鼻洪并疮。滴汁，傅鼻中及疮上，并傅瘘疮。

是壁上作网蛛蜘也。

【蚯蚓】

治中风，并痫疾，去三虫，治传尸，天行热疾，喉痹，蛇虫伤。

又名千人踏，即是行人踏杀者。

入药烧用。

其屎①，治蛇、犬咬，并热疮，并盐研傅，小儿阴囊忽虚热肿痛，以生甘草汁调，轻轻涂之。②

注释

①蚯蚓屎，又称为蚯蚓泥、六一泥，性味甘酸，寒。无毒。

②本条《纲目》文为："小儿阴囊忽虚热肿痛，以生甘草汁入轻粉末，调涂之。以盐研敷疮，去热毒，及蛇犬伤。"

【蠼螋】

有毒。

治呕逆。生研，署竹木刺。

入药炒用。

【蛤蚧】

无毒。

治肺气、止嗽并通月经，下石淋及治咳①血。

合药去头足，洗去鳞鬣内不净，以酥炙用良。

或用蜜炙②。

又名蛤蟹。

注释

①"咳"，据《纲目》加。

②"或用蜜炙"，据《纲目》加。

【蜈蚣】

治癥癖、邪魅、蛇毒。

入药炙用。

【水蛭】

畏石灰。

破癥结。

然极难修制，须细锉后用微火炒，令色黄乃熟。不尔，入腹生子为害。

【斑猫】

恶豆花。

疗淋疾，傅恶疮、瘘烂。

入药除翼、足，熟炒用①，生即吐泻人。

注释

斑猫，即斑蝥也。

①《纲目》为："糯米炒熟"。

【田螺】

冷，无毒。

治手足肿，及热疮，生研汁傅之。

【贝齿】

凉。

治翳障，并鬼毒、鬼气、下血。

又名白贝。

【蚝毛虫】

窠，有毒。

【蜣蜋】

能堕胎，治痊忤，和干姜傅恶疮，出箭头。

其粪，窒痔瘘出虫。

入药去足，炒用。

【蝎】

平。

【蝼蛄】

冷，有毒。

治恶疮水肿，头面肿。

入药去翅、足[①]，炒用。

【鲮鲤】

甲，凉，有毒。

治小儿惊邪，妇人鬼魅悲泣，及痔漏，恶疮，疥癣。

【黾】

青黾，性冷。

治小儿热疮。杀尸疰病虫，去劳劣，解热毒。

身青绿者是。

背有黄路者，名金线。

注释

青黾者，青蛙也。

【蜻蜓】

凉，无毒。

壮阳，暖水藏。

入药去翼、足，炒用良。

【鼠妇虫】

有毒。

通小便，能堕胎。

❖ 果 部 ❖

【豆蔻花】

热，无毒。

下气止呕逆，除霍乱，调中补胃气，消酒毒。

【山姜花】

暖，无毒。

调中下气，消食，杀酒毒。

【藕】

温。

止霍乱，开胃消食，除烦止闷，口干渴疾，止怨，令人喜，破产后血闷，生研服亦不妨。捣膏①罨金疮并伤折，止暴痛，蒸煮②食，大开胃。

节，冷。

解热毒，消瘀血，产后血闷，合地黄生研汁，入③热酒并小便服并得。

注释

① "膏"，据《纲目》增入。

② "煮"，据《纲目》增入。

③ "入"，据《纲目》增入。

【莲子】

温。

并石莲。益气止渴，助心止痢，治腰痛，治泄精，安心。多食令人喜。

莲子心，止霍乱。

128

【莲花】

　　暖，无毒。

　　镇心，轻身，益色，驻颜。

　　入香甚妙。

　　忌地黄，蒜。

【荷叶】

　　止渴、落胞，杀草毒并产后口干、心肺燥闷。

　　入药，炙用之。

【橘】

　　实[1]，味甘，酸。

　　止消渴，开胃，除胸中膈气。

　　皮，暖。

　　消痰止嗽，破癥瘕、痃癖。

　　核，治腰痛、膀胱气，肾疼，炒去壳，酒服良[2]。

　　桔囊[3]上筋膜，治渴及吐酒，炒，煎汤饮，甚验也。

注释

　　① "实"，据《纲目》加。

　　②本条《纲目》为"治肾瘅腰痛. 膀胱气痛，肾冷. 炒研，每温酒服一钱，或酒煎服之。"

　　③ "囊"，《纲目》为"瓤".

【柚子】

　　无毒。

　　治妊孕人吃食少并口淡，去胃中恶气，消食，去肠胃气，解酒毒，治饮酒人口气。

【枣】

干枣，润心肺，止嗽，补五藏，治虚劳损，除肠胃癖气。和光粉烧，治疳痢。

牙齿有病人，切忌啖之。

凡枣亦不宜合生葱食①。

枣叶，温，无毒。

治小儿壮热，煎汤浴，和葛粉，揩痱子佳，及治热瘤②也。

> 注释
>
> ①此句《纲目》为"有齿病、疳病、虫䘌人不宜啖枣，小儿尤不宜食。又忌与葱同食，令人五脏不和；与鱼同食，令人腰腹痛。"
>
> ②"瘤"，《精要》为"疮"。

【栗】

栗楔①，生食，破冷痃癖，日生吃七个。又生嚼署，可出箭头，亦署恶刺并付瘰疬肿毒。

树皮，煎汁治沙虱、溪毒。

壳，煮，治泻血②。

> 注释
>
> ①栗楔"系内三颗者为然，劈开取中一粒子才是"。
>
> ②《纲目》为"煮汁饮，止泻血。"

【莓子】

安五脏，益颜色，养精气，长发，强志，疗中风，身热及惊。

又有树莓，即是覆盆子。

【樱桃】

微毒。

多食令人吐。

【鸡头】

实，开胃，助气。

根，可作蔬菜食。

> 注释
>
> "鸡头"者，芡实也。

【梅】

梅子，暖。

止渴。

多啖伤骨，蚀脾胃，令人发热[①]。

根、叶，煎浓汤治休息痢并霍乱。

白梅，暖，无毒。

治刀箭，止血，研付之。

乌梅，暖，无毒。

除劳治骨蒸，去烦闷，涩肠止痢；消酒毒；治偏枯，皮肤麻痹；去黑点；令人得睡；又入建茶、干姜为丸，止休息痢，大验也。

> 注释
>
> ①本条《纲目》为"多食损齿伤筋，蚀脾胃，令人发膈上痰热。服黄精人忌食之。食梅齿楚者，嚼胡桃肉解之。物类相感志云：梅子同韶粉食。则不酸，不软牙。"

【木瓜】

止吐泻，贲豚及脚气，水肿，冷热痢，心腹痛，疗渴，呕逆，痰唾等。

根及实[①]，治脚气。

> 注释
>
> ①"及实"据《精要》补。

【榠楂】

平，无毒。

消痰，解酒毒及治咽酸①。煨食止痢，浸油梳头治发亦并白。

注释

① "咽"，《政和》为"因"，据《精要》改。

【柿】

冷。

润心肺，止渴，涩肠，疗肺痿，心热，嗽，消痰，开胃，亦治吐血。

干柿，平。

润声喉，杀虫。

火柿，性暖。

功用同前。

不宜与蟹同食，令人腹疼并大泻矣。

【芋】

冷。

破宿血，去死肌。

和鱼煮，其下气，调中补虚。

其中有数种，有芽芋，紫芋。园圃中种者可食，余者有大毒，不可容易食。姜芋辛辣，以生姜煮，又换水煮，方可食①。

叶，裹开，了痈疮毒，止痛②。

芋叶，冷，无毒。

除烦止泻，疗妊孕心烦迷闷，胎动不安。又盐研傅蛇虫咬并痈肿毒及署傅毒箭。

注释

①此句《纲目》为"芋以生姜同煮过，换水再煮，方可食之"。

②本句意不明，《精要》《纲目》均删。

【凫茨】

无毒。

下丹石，消风毒，除胸胃热。治黄疸，开胃下食。

服金石药人食之，良。

【茨菰】

根①，冷，有毒。

崩中、带下、疮疖，煮以生姜御之佳。

怀孕人不可食，多食发虚热及肠风、痔瘘。

又名燕尾草及乌芋矣。

叶，研傅蛇、虫咬，捣烂封之②。

> 注释
>
> ① "根"，据《纲目》增。
> ② "捣烂封之"，据《纲目》增。

【枇杷】

子，平，无毒。

治肺气，润五藏，下气，止吐逆，并渴疾。

叶，疗妇人产后口干。

【乳柑】

冷，无毒。

皮，炙，作汤可解酒毒及酒渴。

多食发阴汗。

【甘蔗】

冷。

利大小肠，下气痢，补脾，消痰，止渴，除心烦热。

作沙糖，润心肺，大小肠热①，杀虫，解酒毒②。

腊月瓶封③窖粪坑中，患天行热狂人，绞汁服，甚良也。

注释

①"大小肠热"，据《纲目》补。

②《纲目》发明条有李时珍评注："日华子大明又谓沙糖能解酒毒，则不知既经煎炼，便能助酒为热，与生浆之性异矣。"又，本条中沙糖部分，《纲目》另立一项。

③"瓶封"，据《纲目》补。

【桃】

热，微毒。

益色，多食令人生热。

树上自干者①治肺气，腰痛，除鬼精邪气，破血治心痛，酒摩，暖服之。

桃叶，暖。

治恶气，小儿寒热，客忤。

桃毛，疗崩中，破癖气。

桃蠹，食之肥，悦人颜色也。

注释

①"树上自干者"，即为桃枭，《纲目》另立一条。

【杏核仁】

热，有毒。

不可多食，伤神。

【梨】

冷，无毒。

消风疗咳嗽，气喘，热狂，又除贼风，胸中热结。

作浆吐风痰。

【李仁】

温，无毒。

益气，多食令人虚热。

李树根，凉，无毒。

主赤白痢，浓煎服。

叶，平，无毒。

治小儿壮热，痁疾，惊痫，作汤浴。

【杨梅】

热，微毒。

疗呕逆，吐酒。

皮，根煎汤洗恶疮，疥癞。

忌生葱。

【胡桃】

润肌肉，益发。食酸齿楚，细嚼此^①，解之。

> 注释
>
> ① "此"，据《精要》补。

【柰】

冷，无毒。

治饱食多，肺壅气胀。

【海松子】

逐风痹寒气，虚羸少气，补不足，润皮肤，肥五脏。

东人以代麻腐使用。

【橄榄】

开胃，下气，止泻。

【榅桲】

除烦渴，治气。

【榛子】

新罗榛子，肥白人，止饥，调中开胃，甚验。

【林檎】

无毒。

下气，治霍乱肚痛，消痰。

❧ 米 谷 部 ❧

【胡麻】

补中益气，润①养五脏，治劳气，产后赢困，耐寒暑，止心惊。利大小肠，催生落胞，逐风湿气、游风、头风。补肺气，润五脏，填精髓。细研涂发令长。白蜜蒸为丸服，治百病。②

炒食，不生风。③

叶，作汤沐，润毛发④，滑皮肤，益血色。

陈油，煎膏，生肌长肉止痛，消痈肿，补皮裂⑤。

注释

① "润"，《政和》无，据《纲目》加。

② 此句《纲目》为："白蜜蒸饵，治百病"。

③ 本句《政和》无，据《纲目》加。

④《纲目》云："宗曰：以汤浸，良久涎出，稠黄色，妇人用之梳发，与日华子作汤沐发之说相符，则胡麻之为脂麻无疑"。

⑤ "陈油，煎膏，生肌长肉止痛，消痈肿，补皮裂"句，《政和》无，据《纲目》加。

【大麻】

补虚劳，逐一切风气，长肌肉、益毛发，去皮肤顽痹，下水气，及下乳，止消渴，催生，治横逆产。

【白油麻】

无毒。

发冷疾，滑骨髓，发脏腑渴，困脾脏，杀五黄，下三焦热毒气，通大小肠，治蛔心痛，敷一切疮疥癣，杀一切虫。

注释

《政和》原注："（新补）见孟诜及陈藏器、陈士良、日华子"。
根据《纲目》删除孟文，并且依据日华子行书风格，摘出以上部分，
疑为是其所文。

【饴糖】

益气力，消痰止嗽，并润五脏。

【黑豆】

调中下气，通关脉，制金石药毒，治牛、马瘟毒。

【赤小豆】

粉，治烦，解小麦①热毒，排脓补血脉，解油衣粘缀甚妙。煮汁，解
酒病②。

叶，食之明目③。

注释

① "小麦"，据《纲目》补。

② "煮汁，解酒病"，据《纲目》补。

③《纲目》为"煮食，明目"。

【米酒】

通血脉，厚肠胃，除风及下气。解马肉、桐油毒，丹石发动诸病③。

社坛余胙酒，治孩儿语迟，以少许吃。

吐酒喷屋四角，辟蚊子①。

酒糟，罨扑损瘀血，浸洗冻疮，及傅蛇蜂叮毒。

糟下酒，暖。

开胃下食，暖水藏，温肠胃，消宿食，御风寒，杀一切蔬菜毒②。

多食微毒。

注释

① "社坛余胙酒，治孩儿语迟，以少许吃；吐酒喷屋四角，辟蚊子"句，《纲目》认为系陈藏器文。

②《纲目》此段为："热饮之糟底酒（三年腊糟下取之），开胃下食，暖水脏，温肠胃，消宿食，御风寒，杀一切蔬菜毒"。

③ "解马肉、桐油毒，丹石发动诸病"据《纲目》加。

【粟米】

无毒。

除烦，消宿食，开胃。

犬咬、冻疮，并嚼傅①。

为作醋黄子者。

注释

宋代本草学家寇宗认为："米，粟也"。然而李时珍却认为："有粟、黍、谷、麦、豆诸，皆水浸胀，候生芽曝干去须，取其中米，炒研面用。其功皆主消导……《日华子》谓米为作醋黄子者，亦误矣。"

① "并嚼付"，《纲目》为"嚼敷之"。

【粳米】

补中，壮筋骨，补肠胃。

【梁米】

健脾，治泄精。

醋拌，百蒸百暴，可作糗粮。

【赤黍米】

下气，止咳嗽，除烦止渴，退热。

不可合蜜并葵同食。

【黄粱米】

去客风，治顽痹。

【糵米】

温。

能除烦，消宿食，开胃。

又名黄子。

可作米醋。

【小麦】

面，养气，补不足，助五脏，久食实人。

麦黄，暖。

温中下气，消食除烦。

浮小麦，性壅热。

小动风气，发丹石毒①。

麸，凉。

治时疾热疮、汤火疮烂、扑损伤折瘀血，醋炒贴罯。

麦苗，凉。

除烦闷，解时疾狂热，消酒毒，退胸膈热。患黄疸人绞汁服，并利小肠。

作齑吃，其益颜色。

小麦曲

落胎，并下鬼胎。

注释

① "浮小麦"条，《政和》无，根据《纲目》增。

【大麦】

麦糵，温中下气，开胃，止霍乱，除烦，消痰，破癥结，能催生落胎。

【曲】

能化水谷宿食癥气，健脾暖胃。

> 注释
>
> 　　《政和》原注："(新补)见陈藏器、孟诜、萧炳、陈士良、日华子"。

【穬麦】

作饼食，不动气。若是暴食时，间似动气。

多食即益人。

【荞麦】

烧其穰作灰，淋洗六畜疮，并驴、马躁蹄[1]。

> 注释
>
> 　　①李时珍在《纲目》云："《日华》曰：烧灰淋汁，洗六畜疮，并驴、马躁蹄"。

【藊豆】

平，无毒。

补五脏。

叶，杵[1]傅蛇虫咬。

> 注释
>
> 　　①"杵"，据《纲目》加。

【豉】

治中毒药，蛊气，疟疾，骨蒸，并治犬咬。

【绿豆】

冷。

益气。除热毒风，厚肠胃。作枕，明目，治头风头痛。除吐逆①。

> **注释**
>
> ① "除吐逆"据《纲目》加。

【白豆】

暖肠胃。

叶，煮食，利五脏，下气。

> **注释**
>
> 《政和》原注"新补，见孟诜及日华子"，据《纲目》文，剔除孟文，保留日华子文如上。但从行文来看，《政和》中的"嫩者可作菜食，生食之亦佳，可常食"句，似乎亦属日华子文。

【醋】

治产后妇人，并伤损，及金疮血运，下气除烦，破癥结，治妇人心痛，助诸药力。杀一切鱼、肉、菜毒。

米醋，功用同醋。

多食，不益男子，损人颜色。

【糯米】

凉，无毒。

补中益气，止霍乱，取一合以水研服，煮粥。

【稻】

稻稳，治蛊毒，浓煎汁服。

稻杆，治黄病通身，煮汁服。

【稷米】

冷。

治热，压丹石毒，多食发冷气，解苦瓠毒。

不可与川附子同服。

【酱】

无毒。

杀一切鱼、肉、菜蔬、蕈毒，并治蛇、虫、蜂、虿等毒。

【陈仓米】

补五藏，涩肠胃。

注释

《本草纲目》云："陈仓米煮汁不浑，初时气味俱尽，故冲淡可以养胃。古人多以煮汁煎药，亦取其调肠胃、利小便、去湿热之功也。《千金方》治洞注下利，炒此米研末饮服者，亦取此义。《日华子》谓其涩肠胃，寇氏谓其冷利，皆非中论。"

❖ 菜 部 ❖

【冬葵】

久服，坚筋骨。

【秋葵】

秋葵即是种早者，俗呼为葵菜。

【苋菜】

通九窍。

子，益精。

【蔓荆】

梗短叶大，连地上生，阔叶红色者是蔓青①。

> 注释
>
> ①《纲目》此句为"蔓菁比芦菔梗短而细，叶大，连地上生，厚阔短肥，其色红。"

【瓜蒂】

无毒。

治脑塞，热齆①，眼昏，吐痰。

> 注释
>
> ①齆，为鼻孔堵塞而发音不清之意。

【冬瓜】

冷，无毒。

除烦，治胸膈热，消热毒痈肿。切，摩痱子，甚良。

叶，杀蜂，可修事蜂儿，并爁肿毒及蜂丁①。

藤，烧灰可出绣黡②。煎汤③点黯洗黑黵，并洗疮疥湿。

稂，亦可漱练白缣。

仁，去皮肤风刺，剥黑黵，润肌肤④。

> 注释
>
> ①《精要》此句为"叶，杀虫。诗云：莫予荓蜂，自求辛螫。亦可修事蜂儿荓肿妻及蜂可"。
> ② "黡"，据《纲目》增。
> ③ "煎汤"，据《纲目》增。
> ④本条原在白瓜子项下。

【甜瓜】

无毒。

【胡瓜】

根，捣傅胡刺毒肿。

> 注释
>
> 《政和》原注本条"新补，见千金方及孟诜、陈藏器、日华子"。现根据《纲目》，只摘取日华子文。

【白芥】

茎、叶①，能安五藏。

功用与芥颇同。

子，烧，及服，可辟邪魅。

> 注释
>
> ① "茎叶"，据《纲目》加。

【芥】

茎、叶①，除邪气，止咳嗽上气，冷气疾。

子，治风毒肿及麻痹，醋研付之。扑损瘀血，腰痛肾冷，和生姜研，微暖，涂贴。心痛，酒醋②服之。

【萝卜】

平。

能消痰止咳，治肺痿吐血，温中补不足，治劳瘦咳嗽，和羊肉、鲫①鱼煮食之。

子，水研服，吐风痰。醋研，消肿毒。

不可与地黄同食。

【菘】

凉，微毒。

多食，发皮肤风瘙痒。

梗长，叶瘦，高者为菘，叶阔厚短肥而柄及梗细者，为芜菁菜也。

【荏】

叶，调气，润心肺，长肌肤，益颜色，消宿食，止上气咳嗽，去狐臭，傅蛇①咬。

子，下气止嗽，补中，填精髓。

> 注释
>
> 　　荏的种子通称"苏子"，全草亦称"白苏"。《图经本草》曰："苏有数种，有水苏、白苏、鱼苏、山鱼苏，皆是荏类。"
>
> 　　① "蛇"，《纲目》为"虫"。

【蜀葵】

苗，捣烂涂火疮，烧研傅金疮。

子，治淋涩，通小肠，催生落胎，疗水肿，治一切疮疥扑瘢疵赤靥。

> 注释
>
> 　　蜀葵条文均据《纲目》；《政和》在红蜀葵下注："新补，陈藏器、日华子"。

【苜蓿】

凉。

去腹藏邪气，脾胃间热气，通小肠。

【荠菜】

利五脏。

根，疗目疼。

【石胡荽】

寒，无毒。

通鼻气，利九窍，吐风痰。不任食，亦去翳，熟挼纳鼻中，翳自落。俗名鹅不食草。

【水蓼】

性冷，无毒。

蛇咬，捣傅。

根、茎并用。

【赤蓼】

暖。

暴脚软人，烧灰淋汁浸，持以蒸桑叶罨，立愈。

【葱】

治天行时疾，头痛热狂，通大小肠，霍乱转筋及贲豚气、脚气，心腹痛、目眩，及止心迷闷。

取其茎叶，用盐研，傅罨，蛇虫伤，并金疮。水入皲肿，煨研傅。中射工、溪毒，盐研①。

子，温中，补不足，益精，明目。

根，杀一切鱼肉毒。

不可以蜜同食。

注释

①《纲目》为："叶，煨研，敷金疮水入皲肿。盐研，敷蛇、虫伤及中射工、溪妻。"

【韭】

热。

下气，补虚，和腑藏，益阳，止泄精、尿血。暖腰膝；除心腹痼冷，胸中痹冷，疝癖气及腹痛等，食之。肥白人中风失音，研汁服①。心脾骨痛甚，生研服。蛇、犬咬，并恶疮，捣傅。

多食昏神暗目，酒后尤忌，不可与蜜同食。

子，暖腰膝，治鬼交甚效。

入药炒用。

147

注释

①《纲目》为"煮食，充肺气，除心腹痛冷痃癖。捣汁服，治肥白人中风失音"。

【葫】

健脾，治肾气，止霍乱转筋，腹痛，除邪，辟温，去蛊毒，疗劳疟，冷风癖，温疫气，傅风拍①冷痛，蛇虫伤、恶疮疥、溪毒、沙虱，并捣贴之。

熟醋浸之，经年者良。

注释

《图经本草》曰："葫，大蒜也"。

①"拍"，《纲目》为"损"。

【小蒜】

热，有毒。

下气，止霍乱吐泻，消宿食，治蛊毒，傅蛇虫、沙虱疮。

三月不可食。

注释

《政和》云："《本经》谓大蒜为葫，小蒜为蒜。而《尔雅》大蒜也，乃今小蒜也"。

【薤】

薤白①，轻身，耐寒，调中，补不足。煮②食之能止久痢、冷泻，肥健人。

生食引涕唾。

不可与牛肉同食，令人作癥瘕。

四月不可食也。

【红菜头】

冷，无毒。

炙作熟水饮，开胃，通心膈。

注释

红菜头，甜菜是也。

【荆芥】

利五藏，消食下气，醒酒。作菜生、熟皆可①食，并煎茶饮之②，治头风并出汗。豉汁煎，治暴伤寒③。

注释

① "皆可"，据《纲目》加。

② "饮之"，据《纲目》加。

③《纲目》为："以豉汁煎服，治暴伤寒，能发汗。"

【薄荷】

治中风失音吐痰、除贼风，疗心腹胀、下气，消宿食，及头风等。

【瓠】

无毒，或微毒①。

除烦止渴，治心热，利小肠，润心肺，治石淋、吐蛔虫。

注释

①《政和》原为"又云微毒"。

【紫苏】

补中益气，治心腹胀满，止霍乱转筋，开胃下食，并一切冷气，止脚气，通大小肠。

子，主调中，益五脏，下气，止霍乱，呕吐，反胃，补虚劳，肥健人，利大小便，破癥结，消五膈，止嗽，润心肺，消痰气。

【鸡苏】

暖。

治肺痿，崩中带下，血痢，头风目眩，产后中风，及血不止。

又名臭苏、青白苏。

> 注释
>
> 《本草纲目》："《日华子》释水苏云：一名臭苏，一名青白苏，正此草也，误作水苏尔。其形似水苏而臭，似白苏而青，故有二名。"

【香薷】

无毒。

下气，除烦热，疗呕逆，冷气。

【丝莼】

治热疸，厚肠胃，安下焦[①]，补大小肠虚气，逐水，解百药毒并蛊气。

> 注释
>
> ① "焦"，《政和》原为"膲"，据《精要》改。

【水芹】

治烦渴，疗崩中、带下。

【茄子】

治温疾，传尸劳气。

【蕺菜】

有毒。

淡竹筒内煨，傅恶疮、白秃。

【马芹】

嫩时可食。

子，治卒心痛，炒食令人得睡。

【芸苔】

凉。

治产后血风，及瘀血。

狐臭人不可食。

【蕹菜】

味甘、平，无毒。

主解野葛毒，煮食之，亦生捣服之。

岭南种之蔓生，花白，堪为菜，云南人先食蕹菜，后食野葛，二物相伏，自然无苦。又取汁滴野葛苗，当时菸死，其相杀如此。

【菠稜】

冷，微毒。

利五脏，通肠胃热，解酒毒，服丹石人食之佳。

北人食肉、面即平，南人食鱼、鳖、水米即冷。不可多食，冷大小肠，久食令人脚弱不能行，发腰痛。

不与鲤鱼同食，发霍乱吐泻。

【苦荬】

冷，无毒。

治面目黄，强力止困，傅蛇虫咬，又汁傅丁肿，即根出。

蚕娥出时，切不可取拗，令蛾子青烂。蚕妇亦忌食。

野苦荬五、六回拗后，味甘滑于家苦荬，甚佳。

【鹿角菜】

大寒，无毒，微毒。

下热风气，疗小儿骨黄热劳，丈夫不可久食，发痼疾，损经络血气，令人脚冷痹，损腰肾，少颜色。服丹石人食之，下石力也。又能解面热。

出海州登莱、沂密州，并有生海中。

【莙达】

平，微毒。

补中下气，理脾气，去头风，利五脏冷气。

不可多食，动气，先患腹冷，食必破腹。

茎灰，淋汁洗衣，白如玉色。

注释

《政和》注"以上五种新补见孟诜、陈藏器、陈士良、日华子"。莙达又名忝菜、甜菜、冬葵、葵菜、达菜。

日光流霞传后世

——日华子及其著作考证

常敏毅

　　五代十国时期的吴越王朝是由原唐朝镇海节度使钱镠一手创建的，他建都于杭州，统辖浙江全省及江苏部分地区。由于他大兴水利，修建海塘，使江浙一带出现了很好的经济发展局面，人民的生活也日趋安定。此时四明城（宁波）里，有一位很出名的"郎中"，常于清晨"瞑目握固，存想日中五色流霞"，神色凝重，故而自号"日华子"。

　　日华子"深察药性，极辨其微。本草经方，多由注疏"。他为了审查药性，求访验方，几乎走遍了浙江的山山水水。他到过衢州、婺州、睦州、越州、杭州等，还在浙江海盐住了一段时间。

　　日华子在诸家本草的基础上，结合当时各家用药经验，按药物寒热、性味、华实、虫兽等为分类方法，自成一家，撰《大明日华子诸家本草》（又称《日华子诸家本草》）。本书内容丰富、实用，是研究中药和五代药学史的重要文献。

　　《大明日华子诸家本草》是我国中药发展史上一部比较重要的药物学专著，它与陈藏器（陈和日华子为同乡，也是四明人）的《本草拾遗》一起，

153

在我国本草积累、丰富、整理和创新的历史长链上，起到上承《新修本草》、下启《证类本草》的衔接作用。

《大明日华子诸家本草》大约在南宋时期佚失，其佚文主要见于《证类本草》保存的《嘉祐补注本草》之中。《嘉祐本草》《大观本草》《证类本草》《东医宝鉴》《本草品汇精要》及《本草纲目》都引用了日华子的很多资料，日本、朝鲜等国家的本草书都借用了日华子的材料，极大地丰富了世界医药学宝库。对我国医药学的发展和中外医药学交流和发展，都起到了积极的推动作用。

《日华子诸家本草》大约出版于吴越天宝年间（908～923年），比著名的《开宝本草》要早半个世纪。李时珍的《本草纲目》把日华子视为历史上最伟大的中药学家。他引用了日华子的大量材料，并在《本草纲目》中有不下百处的地方写到"日华子曰"或"大明《日华》""大明曰"等等，援引了大量的《大明日华子诸家本草》的内容。

1. 日华子的籍贯

然而遗憾的是，不但这位杰出的医药学家的著作早佚（幸在一些本草书中保存了部分内容），连他是何处人氏也说法不一。《古今图书集成医部全录》曰"日华子，北齐雁门人"；《证类本草》则曰："四明人"。

考北齐（550～577年）的雁门，即是今山西河曲、五寨、宁武一带，是内陆性的丘陵地区。北宋初开宝（968—975年）的四明，即为今则浙江的宁波地区，是海滨型的山地、平原、丘陵参有的地区，西南有著名的四明山脉。

日华子无论是雁门人，还是四明人，在他的著作中都应该反映出他生活环境、生活地区的某些特征。尽管原书已佚，但从《政类本草》中所保留的有关条文中，仍可以明显地看到这一点。

从《政类本草》所引的《大明日华子诸家本草》来看，在很多药物的产地中，都写有："越州""海盐""杭越"等名称。比如《政类本草·卷八·芍药》条云："此便是芍药花根，海盐、杭越俱好"；同书卷九·牡丹条又云"海盐者次"；卷十一·马兜铃条云"越州七、八月采"；卷十二·蔓荆实条云"海盐亦有，大如豌豆，蒂有小轻软盖，子六、七、八月采"；卷十·茵芋条云

"入药炙用。出自海盐，形似石南树，生叶厚，五、六、七月采"等等。

海盐、杭越、越州都和四明一样，属于今天的浙江省。它们之间水、陆交通在古代便很发达，若以明州（宁波）为起点，西行不过200里，便是越州（今绍兴），再行约100里许，便是杭州，而海盐就坐落在毗邻东海的杭州湾内。

如果日华子是山西人，在那个时代里，不可能对浙江药材这么了如指掌，甚至当地采取的季节都能明确指出，这只有通晓本地气候、地产的人才能做得到。而在《政类本草》中保存的日华子的全部条文中，尚未发现一处提到雁门一带的地名。所以，认为日华子是四明人是可信的。

如果确认了日华子是四明人，那么从他所处的地理环境来反证也是行得通的：即他应该对海洋药物有新的认识和新的记载。

事实确实如此。例如石帆，这是日华子亲自考察过的海药，他说："石帆，平，无毒。紫色梗，大者如筋，见风渐硬，色如漆，人多饰作珊瑚装。"短短数语，便把石帆的性味、形态、习性和民间应用讲得明明白白，使人如临其境。

石帆，是海洋生物柳珊瑚的骨胳，生于海洋的岩礁之间。只有经常观察，实地研究，才能得到"见风渐硬"的认识的。显然日华子若为雁门人，具备如此精微地对海洋生物的观察条件是不太可能的。

再譬如，海鳗这种海洋生物，是日华子以前本草书中未载之品，而日华子把它增补入了本草书中。不但头一次指明了它的多种用途，而且还一一列举了当地土名："又名慈鳗、猧狗鱼"，并指出："海鳗，生东海，类鳗鲡而大"。

还有淡菜，又名东海夫人。也是一种"北人多不识"的海洋药物，可是日华子却深谙其性，他说此"煮熟食之，能补五脏，益阳事，理腰脚气……亦可烧汁沸出食之。不宜多食，多食令人头闷目暗，得微利即止。形虽不典，而甚益人。"

淡菜学名为厚壳贻贝，壳面呈棕黑色，外形确实"不典"。我们设想，日华子若非海边人，何以如此明了？另外，煮食和烧汁都是指对淡菜的鲜品而言，这是当时内陆人不大可能见到和吃到的。

在海蛤一项中，日华子连真伪识别都作了叙述，他说"……有文彩者为文蛤，无文彩者为海蛤。乡人又多将海岸边烂蛤壳被风涛打磨莹滑者伪作之。"

请注意"乡人"一词。根据《辞海》，其意有二：①谓同一乡的人；②乡里之间的普通人。那么"乡里"又是何意？同书也有介绍：即家乡或同乡。显然，无论"乡人"做其中的哪一种解释，结论都只能是：日华子确实是四明人，而且极为可能从小便在东海海边渔村或农村生活过。若说日华子是雁门人，则此条文无论如何也讲不通了。所以，可以认为，日华子之"乡"不在山西雁门，而是在四明（宁波）的"海洋边"。

其他像对乌贼的描述："又名缆龟，须脚悉在眼前，风波稍急，即以须粘石为缆。"若非亲眼所见，焉能有如此之精细之笔！对于海洋药物的应用，他非常熟悉，比如乌贼鱼骨，"心痛甚者，炒其墨，醋调服也"；石首鱼，"取脑中枕，烧为末，饮下，治淋也"等等。

总之，在《大明日华子诸家本草》记载的众多海洋药物的形态、功用、修制、禁忌等的叙述中，不难得出他实地考察过这些海药的结论。而作为五代十国混乱时代的北齐雁门的"日华子"，渡黄河、过长江来到吴越海滨进行本草学研究的可能性极小。

在所保存下来的《大明日华子诸家本草》条文中，还可以看到大量的江浙一带为主的物产。如桑蚕，这在山西极为罕见的或不可能有的，而是江浙主要的产业。日华子仅在桑蚕一项，便列出了"晚蚕蛾""蚕蛾""蚕沙""蚕布纸"等四项的功用。除蚕之外，江浙一带盛产竹子，四明山上尤多。在日华子所遗的条文中，很多地方都提到了竹子的应用。如"蕺菜……淡竹筒内煨""粪清……腊月截淡竹，去青皮，浸渗取汁"等。腊月尚有青竹可截，这只有在温暖地区才有可能，而山西雁门一带不具备此种条件。

又如刘寄奴，而称"金寄奴"，原因是"江南人因汉时谓刘为卯金刀，乃呼刘为金"，故称金寄奴。从而又进一步证明了日华子是江南人氏。

《政类本草·卷十三》在"桑花"条中，注曰"新补，见日华子"。详记了桑花的功能之后，又明确指出："此不是桑椹花，即是桑树上白癣，如地钱花样，刀削取，入药微炒使"。桑花是一种真菌类植物，没有经过实地考察是不可能了解的如此详细的。

综上所述，不难得出日华子是四明人，而非雁门人的结论。

2. 日华子的姓氏

北宋时期的掌禹锡（是《嘉祐补注神农本草》和《开宝本草》的主要编撰者）说:"《日华诸家本草》,国初开宝中,四明人撰。不着姓氏,但云日华子、大明序。集诸家本草近世所用药,各以寒温,性味,华实虫兽为类,其言功用甚悉,凡二十卷"。

李时珍则在《本草纲目·历代诸家本草》中注释道:"按《千家姓》,大姓出东莱。日华子,盖姓大,名明也。或云其姓田,未审然否"。

清代学者徐鼎的代表作《毛诗名物图说》中,在"杞"条"注3"中说:"日华子,唐朝鄞人。大明,自号日华子,精于医,尝集诸家本草为一书"。

若据《鄞县志》(鄞县是五代时期吴越的建制,即后来的四明,今日的宁波）所云:"日华子姓陈,名晔,号日华子"。

浙江在线健康网 health.zjol.com.cn(2008 年 10 月 20 日）发表的《道教医药,偏重养生》文章中,不但把日华子定位为"浙江道教人物",而且称其姓名为"田大明"。

这篇文章说:"田大明,道名日华子,唐朝五代时期宁波人,日华子在诸家本草及当时用药经验基础上,以药物的寒温、性味、华实、虫兽为分类法,自成一家,撰成《日华子诸家本草》,另写成眼科专著《鸿飞集》。"并明确指出日华子"是以医名盛于道名的人物",这类人物:"为浙江的道教发展和医药学的嬗递筚路蓝缕,做出了重大贡献,在中国道教医药学发展史上占有极其重要的地位。"

日华子名曰"田大明",不知该文作者是否有充分的史料来证明,我想这是想当然,把李时珍都"未审然否"的流传,拼接而成的。

至于日华子是否是道教人物,也没有明确的记载。但是"日华"一词,却的确有道教的内涵。"日华"是道家术语,意思是指"太阳的精华"。

汉代刘向的《列仙传·关令尹喜》:"尹喜抱关,含德为务,挹漱日华,仰玩玄度。候气真人,介焉独悟。俱济流沙,同归妙处"（关令尹喜是周朝的道家,号曰"关令子"）。

《云笈七籤》援引《黄庭内景经·琼室》的注文:"瞑目握固,存日中五色流霞来绕一身,于是日光流霞俱入口中,名曰日华"。

唐代释皎然有《赠张道士》诗:"玉京真子名太一,因服日华心如日"。

所以,通过对"日华"词本意的分析,说日华子是道教人物,也并非是空穴来风。

3. 日华子的生活年代

至于日华子是什么时代的人,也是众说纷纭,难以定论。

一说日华子是南北朝时代的人物。如《古今图书集成医部全录》(1723年出版,主要编撰者为清代的蒋廷锡等)曰"日华子,北齐"人。北齐(550～577年),是中国南北朝时的北方王朝之一。

二是说日华子是唐代人。根据康熙二十五年(1686年)《鄞县志》记载,日华子是"唐开元时人"。开元年间(713～741年)是唐玄宗主政,达到了政局稳定,经济繁荣,文化昌盛,国力富强的鼎盛局面;清代学者徐鼎认同此说法,也认定日华子是"唐朝"人。

《道教医药,偏重养生》的作者(不详)认为"日华子,唐朝五代时期"人。唐朝五代(907～960年),一般是指介于唐末宋初的这一段历史时期。

三是认为日华子是宋代人。掌禹锡(992—1068年,北宋郾城人)明确指出,日华子是"国初开宝中"人,即北宋开宝年间(968—976年),为宋朝初期,故曰"国初";李时珍赞同此说,他在《本草纲目·金石部》中引用"《日华本草》八种"药物,并注曰:此书作者为"宋人大明"。

4. 日华子的《鸿飞集》

据有关记载,日华子还有一部眼科专著——《鸿飞集》,可惜已经佚失。

但是在《中国医籍考》(卷六十八·方论·四十六)中有简要的说明,其云:"《日华子鸿飞集论》一卷,存。题言曰:昔有日华子,北齐雁门人也。幼年好游猎,忽一日同行数人,各执弓矢,出于雁门岭南,见征鸿数只飞过,坠于道傍。日华子又张弓而射之,群雁皆弃所舍庐去书二卷,日华子收之。乃览其文,是昔时皇帝岐伯问答论眼证书。故曰鸿飞集论。"

这个"题言"显然是神话故事,所以不足为凭。但日华子擅长眼科,却是有迹可循的。这在《大明日华子诸家本草》中,就有一些关于治疗眼病的方药和方法,比如:

人乳"点眼止泪，并疗赤目，使之明润也"；

古文钱"治翳障，明目，疗风赤眼，盐卤浸用"；

鸬鹚眼睛"和乳，点眼，甚明"；

蚌肉"以黄连末内之，取汁，点赤眼，并眼暗，良"；

空青"内有浆，能点多年青盲、内障、翳膜"，等等。

在由清代蒋廷锡等编纂等编撰的《古今图书集成医部全录》中，也有几个标明来自《鸿飞集》的方药：

痘疮入目，羞明生翳：毕澄茄末，吹少许入鼻中，三、五次，效；

斑痘入目：鸡子壳烧研，入片脑少许，点之（在《大明日华子诸家本草》中有"鸡子壳，研摩障翳"的记载）；

痘后目翳：用石决明火煅研，谷精草各等分，共为细末，以猪肝蘸食。

李时珍《本草纲目》中也收载了若干《鸿飞集》中的条文：

赤眼肿痛：芙蓉叶末，水和，贴太阳穴。名清凉膏；

迎风目泪：用生玳瑁、羚羊角各一两，石燕子一双，为末。每服一钱，薄荷汤下，日一服；

眼中漏脓：用草龙胆、当归等分为末，每二钱，温水下；

疹生翳：粉霜八分，朱砂一钱。为末，水调少许，倾入眼内。

5. 日华子对炮灸学的贡献

日华子对药物的炮制极有研究，在很多方面有重要的发展和贡献。

由于草木疗法中药材大多为生药，其中不少药材必须经过特殊炮制处理，才能更符合治疗需要，充分发挥药效。炮制，古称"炮炙"，指用火加工处理药物的过程。

现在所说的"炮制"，"炮"字代表各种与火有关的加工处理技术，而"制"字则广泛地代表了各种加工制作技术。中药的炮制对药物的毒副作用有很大的影响，炮制得当可以增强疗效，减轻毒性；炮制不当或以生品入药则易引起中毒。马钱子等药物对人体有毒性，必须炮制以消除毒性与副作用。又如肉豆蔻为涩肠止泻药，但含有大量的油质和部分毒素，可刺激胃肠产生痉挛，其所含油质又可滑肠，故炮制须用面煨以其油质和毒素。因此，对药用价值大而又有毒的中药，如何用炮制的正确方法减毒增效，也是减少中药不良反应发生的关键。从现代意义上来看，炮制的主要目的和方法有如下几点：

（1）去毒：中草药成分复杂，有些药物有效和有毒（或能产生副作用的成分）共存，通过炮制，使后者消除或减少。如生半夏可致失音或呕吐，其毒性主要是对黏膜强烈刺激而致。经炮制后，半夏对黏膜失去刺激性（毒性），动物实验表明催吐反应和动物死亡率都明显降低。

（2）增效：中药所含生物碱加酸可成盐，使之水溶性提高，如醋炒延胡索，其煎剂中总生物碱含量较生品煎剂高出一倍之多。还有的品种用酒炒、拌或焖，目的使乙醇浸入药材内部，使细胞内有效成分溶于乙醇中，逸出细胞外，以分散状态存在，故有效成分易于煎出。

（3）利储：中药通过炮制后，有利于在储藏中保存固有的药性。许多草木药有效成分为苷类，但植物体内大多同时存在能破坏苷的酶类。所以炮制后可以使这些酶破坏，使药材在药效基本不变的情况下，可以长期保管。如黄芩有效成分为黄芩苷和汉黄芩苷，经实验证明，炮制的目的，主要在于破坏同时存在的酶——黄芩酶。

所以，中药学中最重要的内容之一便是炮制学，历代无论是民间，还是官方，都非常重视炮制的研究与实践。从《重修政和经史证类备用本草》中保留下来的《日华子本草》条目来看，日华子对炮制极为重视，尤其是在方法上可以说是推陈出新，可以说是一位炮制大家。

他还明确指出，有些药物因炮制法不同，其药性亦异。例如，干地黄，日干者性平，火干者性温等等。在方法上有洗、浸、蒸、晒、烤、煅、炙、炒、磨、煨、淬、烧、捣、炼、炮等等；在辅料方面有用水，用蜜、用醋、用酒、用姜汁、用糯米、用蜡、用光粉、用黄砂、用白矾等等。

具体而言，属于炒制的药材有：蒺藜、蒲黄、厚朴、枳壳、茜草、蛇床子、补骨脂、栝蒌子、王瓜、青蒿、槐花、吴茱萸、柏仁、乳香、贝母、韭籽、干漆、桔囊、马芹、鸡粪、巴豆、夜明砂、木槿、橡斗、鸡卵、桔核、螃蟹、乌贼骨、蜣螂粪、蚕、蝼蛄、僵蚕、蛞蝓、麸、蜻蜓，斑蝥。

炒的程度分为微炒（如，补骨脂、柏仁等），炒（如马芹、木槿等），炒焦（橡斗等），炒熟（干漆、斑蝥等），炒灰（贝母等），炒去刺（蒺藜）；炒的方式有姜汁炒（厚朴）、铫炒（茜草）和醋炒或黄砂炒（鸡卵）；醋炒（麸）等等；

属于炙制的药物有：卷柏、厚朴、辛夷、石韦、马兜铃、杜仲、松叶、柏叶、甜菜、桑花、皂荚、天灵盖、鹿茸、龟甲、豹皮、椰子、露蜂房、乌臼根、鹿角、蛇蜕、蛤蚧、蜈蚣。

分有微炙（桑花等）、炙（茵芋等）、姜汁炙（厚朴）、酥炙（龟甲等）、蜜炙（蛤蚧）、慢火炙（乌臼根），五味炙（鳢鱼肠）；

属于烧制的药物有（包括炮、煅）：阳起石、北庭砂、天雄、南星、白附子、雷丸、鹊巢、棕榈皮、人发、骨髓、羊粪、人牙齿、狐尾、鳖头、鹅尾、野猪皮、猪外肾、熊牙、犬牙、马鬃、头骨、猪牙、大枣、蚕布纸，石首鱼；蜀葵、蚯蚓、赤蓼、白芥子、冬瓜藤。

可分为烧（蜀葵等）、烧灰（熊牙等）、炮（雷丸等）、煅赤（北庭砂）。北庭砂的修制法很特殊，日华子以前的本草书中似无此法。即"用黄母、石灰作柜，煅赤使用"（见《重修政和经史证类本草·卷五、硇砂》）。

淬制方面的药物有紫石英、古铜镜、金牙石、蛇黄等。

分有酒淬（铜镜）和水淬（阳起石）。

浸制方面的药物有术、枳壳、仙茅、黑饭草、马肉等。

蒸制的药物有藕、黄精、胡麻、猪肚等。

煮制方面的药物有砒霜、鸡卵等。

煨制方面的药物有葱、蕺菜等。

捣或切制方面的有胡瓜根、蜀葵、甘遂等。

水磨制的有檀香等。

日光晒制的有干地黄等。

风吹阴干的有鳢鱼胆等。

以酒炼制的有熊白等。

以上各种制法所用的辅料包括米泔水（术）、糯米泔水（仙茅）、白蜜（胡麻），还特别提到蕺菜"淡竹筒内煨"（《重修政和经史证类备用本草·29卷·蕺菜》）这也是日华子以前没有的。

即便是同一味药，炮制与否，还会取得不同的效果，这一点日华子颇有认识。比如他说：象牙"治小便不通，生煎服之"，而治疗小便多，可以"烧灰饮下"。生用治疗小便不通，烧灰则又可以治疗小便过多，实在是实践经验使然。

再比如"鸡子","醋煮治赤白久痢，及产后虚痢""和光粉炒干，止小儿疳痢，及妇人阴疮""和豆淋酒服，治贼风麻痹""和蜡炒，治疳痢，耳聋"。芥子，"治风毒肿及麻痹，醋研傅之；扑损瘀血，腰痛肾冷，和生姜研，微暖，涂贴；心痛，酒醋服之"。

通过不同而又简单的辅料（醋、光粉等）处理，应用范围扩大了许多。显然，《大明日华子诸家本草》中的炮制内容是十分丰富的。后世《嘉祐本草》等都大量引用，对当时和后代的中药炮制学有很大的促进作用。

6. 日华子的医疗实践

成书于嘉靖三十五年（1556年）的《古今医统大全》在"南北朝中医世家"中说："日华子……深察药性，极辨其微，本草、经方，多由注疏，至今赖之云"。清代学者徐鼎说："日华子，精于医"。

"精于医"的日华子在自己这部20卷本草著作中，记载了自己的很多医疗实践，药方简单而有效，所以他常注以"验""甚验""大验""神验"等。兹举数例，以飨读者：

橘核，"治腰痛、膀胱气，肾疼，炒去壳，酒服良；桔囊上筋膜，治渴及吐酒，炒，煎汤饮，甚验也"；

家桑东行根，"研汁，治小儿天吊，惊痫，客忤及付鹅口疮，大验"；

艾叶，"治心痛，鼻洪，并带下及患痢人后分寒热急痛，和蜡并诃子烧熏，神验"；

茱萸叶，"止心腹痛，冷气，内外肾钓痛，盐研罨，神验"；

金樱东行根，"治寸白虫，锉二两，入糯米三十粒，水二升，煎五合，空心服，须臾泻下，神验"；

盍合子，"双人者可带单方服，治一切病，每日取仁二七粒，患者服。不过三千粒，永瘥"；

菖蒲，耳痛，作末炒，承热裹罨，甚验；

鲤鱼，"怀妊人身肿胎不安，用绢裹和鱼煮羹，熟后去鳞，食之，验"；

松叶，"炙，罨冻疮、风湿疮，佳"；

冬瓜，"切，摩痱子，甚良"；

蚌，"以黄连末内之，取汁，点赤眼，并眼暗，良"；

决明子"以用水为末涂，消肿毒，贴太阳穴治头痛。又贴脑心，止鼻洪。作枕，治头风"；

萝卜，"治劳瘦咳嗽，和羊肉、鲫鱼煮食之"；

青蒿，"泻痢：饭饮调下五钱匕"；

菊花，"作枕，明目"；

黄连，"猪肚蒸如丸，治小儿疳气，杀虫"；

苦参，"炒带烟出如末，合饮下，治肠风泻血并热痢"；

船底苔，"主五淋，取一团鸭子大煮服之"；

芭蕉油，"治头风热，并梳头止发落，令长而黑"等等。

即便是同一种药物，根据使用目的的不同，方法也迥异。如"韭"，用于"除心腹痼冷，胸中痹冷，疝癖气及腹痛"，可以煮熟而"食之"；而"肥白人中风失音"，则需要"研汁服"；"心脾骨痛甚"，是"生研服"；遇到"蛇、犬咬，并恶疮"，则直接"捣傅"外敷。再如楑楂，用于消痰，解酒毒及治咽酸，可以常规水煎服；用以"止痢"，则需要"煨食"，而治疗头发稀落和白发，则以木梳"浸"其油来梳头等等。

如此种种，真可谓是"精于医"，而"深察药性，极辨其微"了。

其他如王瓜堕胎、乌药治猫、犬百病，以及金属慢性中毒（在水银项中提到"镀金烧粉人多患风或大瘕使作"）等，都具有较高的研究价值。

值得注意的是，虽然在保存下来的条文中，没有关于江南一带盛产的茶之疗效的记载（在另一位明州医药学家陈藏器所著的《本草拾遗》的佚文中，有单独关于"茶"的条文），但是分散在《日华子本草》中其他药物的内容中，却可见到有关茶的功能和应用。

比如，荆芥"煎茶，治头风，并出汗"；乌梅"入建茶、干姜为丸，止休息痢，大验也"。建茶之名，最早见于唐代茶圣陆羽的《茶经》："生福州、建州……往往得之，其味极佳"，是一种紧压型蒸制的青绿茶，唐末已成贡品。还有一些如"炒用作汤代茶吃""乡人采叶为甜茶"等，都说明了，日华子对茶的研究已经很有造诣了。

7. 日华子对药物性味的发展

日华子对中药性味功能的创新和发展，更是具有非常重要的价值。在本集本仅仅收录的600多味药物中，就有200余味的药性是与前代药物不同的。在此200余味药物中，有凉性、温性、热性、平性药等，还出现了冷性、暖性和醶味药，使药物的性质更加细化。

就是在他的这本书中，首次出现了滑、涩等性味。如紫葛"苦，滑"，苎根"甘，滑"；槟榔，《名医别录》作味"辛"，日华子认为"涩"更恰当。此外，龙齿也是"涩"等，这些都是日华子新增的性味。

尤其是他提出了"暖"性，并分类列出了很多具有"暖"性的药物。例如，天麻的药性，《名医别录》作"平"，《本草拾遗》作"寒"，日华子作"暖"。具有"暖"性的药物还有桑花、乌梅、莲花、橘皮、艾实、天麻、杜仲、家桑东行根、松叶等。"暖"不同于"温"（如莲子性温，而非暖，但是莲花性暖，而非温），也不同于"热"，因为日华子还有很多性质上标为"热"的药物，比如，椒叶、韭、土附子、茱萸叶、檀香等等。

他还提出了与"暖"相对应的"冷"性药物，比如芋、冬瓜、蚌、藕节、白药、石衣等，都明确标明是"冷"性药物。在保留下来的日华子佚文中，另外还有"寒"和"凉"性的药物，如干苔、石胡荽、黄栌等，像鸭跖草和鹿角菜还是"大寒"。此外，凉性药物也有很多，如丹砂、白矾、绿矾、石蟹、石燕、白水耆、红百合、小蓟根、大蓟叶、京三棱、酸模、龙齿等等。由此可知，在日华子看来，性质属寒的药物，应该再细分为凉、冷、寒、大寒；性质属于热得药物，可细分为暖、温、热、大热，由此一来，便更可以有利于医家的辨证应用，效果也自然不凡。

参考文献

［1］宋·唐慎微.重修政和经史证类备用本草［卷一·序例（上）］.北京：人民卫生出版社，1982（影印本）.

［2］明·李时珍.本草纲目.北京：人民卫生出版社，1957.

［3］清·蒋廷锡，等.古今图书集成·博物汇编·艺术典（第527卷）.北京：中华书局，1934（影印本）.

［4］清·蒋廷锡，等.古今图书集成·医部·医术名流列传四（第465册）.北京：中华书局，1934（影印本）.

［5］清·嵇曾筠，等.浙江通志（第246卷）.北京：商务印书馆，民国二十三年（1934）.

［6］江苏新医学院.中药大辞典.上海：上海人民出版社，1977.

［7］辞海编委会.辞海.上海：上海辞书出版社，1980.